现代儿科疾病诊疗思维与实践

XIANDAI ERKE JIBING

ZHENLIAO SIWEI YU SHIJIAN

马 铁 等主编

上海交通大学出版社

SHANGHAI JIAO TONG UNIVERSITY PRESS

内容提要

本书按照病因、病理生理、临床表现、诊断、治疗、预后、预防的顺序逐一介绍了儿科临床常见病和多发病。书中重点介绍疾病的临床表现、诊断原则及治疗要点，并适当增加了一些医学新进展，具有内容新颖、表述简明扼要、使用方便等特点，适合儿科医师、全科医师、在校医学生在工作和学习过程中参考。

图书在版编目（CIP）数据

现代儿科疾病诊疗思维与实践 / 马铁等主编. --上海 : 上海交通大学出版社，2021.9
ISBN 978-7-313-25421-4

Ⅰ．①现… Ⅱ．①马… Ⅲ．①小儿疾病－诊疗 Ⅳ.①R72

中国版本图书馆CIP数据核字（2021）第184476号

现代儿科疾病诊疗思维与实践
XIANDAI ERKE JIBING ZHENLIAO SIWEI YU SHIJIAN

主　编：马　铁　等
出版发行：上海交通大学出版社　　　　　地　　址：上海市番禺路951号
邮政编码：200030　　　　　　　　　　　电　　话：021-64071208
印　　制：广东虎彩云印刷有限公司
开　　本：710mm × 1000mm 1/16　　　　经　　销：全国新华书店
字　　数：216千字　　　　　　　　　　印　　张：12.5
版　　次：2023年1月第1版　　　　　　　插　　页：2
书　　号：ISBN 978-7-313-25421-4　　　印　　次：2023年1月第1次印刷
定　　价：198.00元

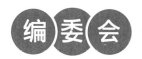

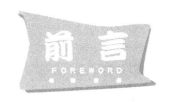

前言
FOREWORD

儿科医疗工作具有一定的特殊性和复杂性，儿科医师必须具有强烈的责任感和敏锐的观察力，在医疗工作中要认真负责、乐于奉献，充分认识儿科诊疗工作的特点，掌握儿科疾病发生、发展的规律。儿童与成人相比有众多的不同之处，主要表现在两方面：其一，相对于成人，儿童的器官发育尚不成熟，机体免疫力低下，除了个体差异外，还因年龄的不同而存在生理上的差异；其二，与成人疾病相比，儿科疾病有其自身的特点和发展规律，不能简单地把儿科疾病的诊治看成是成人医疗工作的缩影。儿科疾病规范化诊治是确保儿童身心健康的重要环节。为此，我们组织有关专家编写了这本《现代儿科疾病诊疗思维与实践》，目的是为儿科医务工作者及相关医疗工作者提供借鉴。

本书共6章，分别介绍了儿童循环系统疾病、呼吸系统疾病、消化系统疾病、泌尿系统疾病、造血系统疾病及内分泌疾病。每种疾病均在结合国内外有关文献资料及大量临床诊治经验的基础上，从发病机制、临床表现、实验室检查、诊断和鉴别诊断、治疗和预防等方面进行系统阐述，力求做到诊断方法科学先进、治疗措施安全可靠。在病种的取舍方面，本着面向基层、突出实用的原则，本书以常见病、多发病为重点内容讲解，既对儿科医师诊治疾病提供帮助，亦可供患儿家长求医问药时参考。

由于每种疾病的临床表现千变万化，且存在较大个体差异，使用本书时应视具体病情而定，切忌生搬硬套，用药剂量仅供参考，应结合药品说明书谨慎用药。

　　本书编者多系从事儿科临床工作多年,具有丰富经验和深厚理论知识的专家、教授及骨干医师。在编写过程中,他们付出了辛勤的劳动,在此表示衷心的感谢。由于参编人员较多,文笔不尽一致,加上篇幅及编写时间有限,书中难免有不足和疏漏之处,敬请广大读者批评指正,以便日臻完善。

《现代儿科疾病诊疗思维与实践》编委会

2021 年 5 月

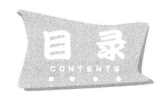

第一章　循环系统疾病

第一节　先天性心脏病

一、概述

先天性心脏病是心脏、大血管在胚胎早期发育异常或发育障碍所引起的心血管解剖结构异常的一组先天性畸形疾病。

先天性心脏病的发病率占存活婴儿的 $0.4\%\sim0.8\%$，未经治疗者，约 34% 可在生后 1 个月内死亡。由于复合畸形或病情严重者常在生后早期夭折，各年龄阶段所见的先天性心脏病病种有所不同。据国内外资料统计，先天性心脏病死于新生儿期以大动脉转位为最多，其次是左心发育不良综合征及导管前型主动脉缩窄。各类先天性心脏病的发病情况以室间隔缺损最多见，再次为动脉导管未闭、法洛四联症和房间隔缺损等。

近年来，先天性心脏病的诊治研究取得很大进展。分子基因学和组织胚胎工程的研究为我们开启了一扇新的大门，利用基因检测对先天性心脏病进行遗传预测或早期诊断在未来将成为可能；胚胎发育和组织工程学的研究也为先天性心脏病的自愈和同种组织瓣的移植等提供了启发性意义。心导管术、选择性心血管造影术的发展使心脏血管畸形诊断及血流动力学的检测更加完善。无创检查如超声心动图、磁共振及多层螺旋 CT 等影像技术的进步为先天性心脏病提供了更为便利、精确地诊断，减少了不必要的创伤。通过心导管关闭动脉导管、房间隔缺损及室间隔缺损，应用球囊导管扩张狭窄的瓣膜及血管等技术为先天性心脏病的治疗开辟了新的途径；而体外循环、深低温下心内直视手术的发展及带瓣管道的使用使得大多数常见的先天性心脏病根治术疗效大大提高，对某些复杂心脏畸形也能在婴幼儿期甚至新生儿期进行手术,尤其是内外科镶嵌治疗的开展将打破过去心内科和胸外科相对孤立的格局,在先天性心脏病的治疗上具有重要的里程碑意义。

(一)病因

近年来,随着遗传学、胚胎学、生物学、传染病学和代谢性疾病的研究深入,人们对先天性心脏病的发病原因也有了较多的认识。但迄今为止多数先天性心脏病的病因尚不明了。目前认为,先天性心脏病的发生与遗传及环境因素影响有关。

1.遗传因素

由单基因和染色体异常导致的各类先天性心脏病约占总数的15%,确定多种先天性心脏病的遗传学基础的研究正迅猛发展。已明确21-三体综合征的患儿有近40%合并心血管畸形,并以房室间隔缺损或房室通道型室间隔缺损最多见;13-三体综合征和18-三体综合征多合并室间隔缺损、房间隔缺损和动脉导管未闭畸形;先天性圆锥动脉干畸形的一个特异性遗传学病因是染色体22q11区的缺失。估计4 000个活产儿中有1个发生22q11区的缺失,与其有关的心脏缺陷最常见于DiGeorge综合征,特异的心脏异常有肺动脉闭锁、法洛四联症、永存动脉干、右心室双出口等。

2.环境因素

环境因素主要是宫内感染,特别是母孕早期易患病毒感染(如风疹、腮腺炎、流行性感冒、柯萨奇病毒感染等)。其他如放射线的接触、服用药物史(抗癌药、抗癫痫药等)、代谢紊乱性疾病(如糖尿病)以及妊娠早期酗酒、吸毒等。绝大多数先天性心脏病患者的病因可能是多因素的。

虽然引起先天性心脏病的病因尚未完全明确,但加强对孕妇的保健,特别是在妊娠早期积极预防病毒感染及避免上述一切不利因素,对预防先天性心脏病是有积极意义的。

(二)分类

临床可根据有无持续性发绀分为无发绀型和发绀型两大类,再结合病理解剖与肺血流量情况可将先天性心脏病分类如下。

1.左向右分流型(无发绀型)

在左、右心腔或主、肺动脉间有异常通道,左侧压力高于右侧,左侧动脉血通过异常通道进入右侧静脉血中,引起左向右分流,以房间隔缺损、室间隔缺损、动脉导管未闭最多见。

2.右向左分流型(发绀型)

右心腔或肺动脉内压力异常增高,血流通过异常通道流入左心腔或主动脉。以法洛四联症、大动脉转位最多见。

3.无分流型

左、右两侧无分流,无发绀,以肺动脉狭窄、主动脉缩窄多见。

(三)诊断

1.首先应先考虑有无心脏病

临床上出现发绀、充血性心力衰竭及粗糙响亮Ⅲ级以上心脏杂音伴震颤等表现均高度提示心脏疾病的存在。发绀出现在新生儿期尤应注意与呼吸道、中枢神经系统疾病及血红蛋白异常引起的发绀相鉴别。前两种发绀的发生多因肺部换气不足所致,故吸入100%氧气后发绀可减轻。血红蛋白异常如高铁血红蛋白血症则可通过分光光度比色检查或静脉注射亚甲蓝后发绀缓解而确诊。

2.应与后天性心脏病鉴别

下列几种情况提示先天性心脏病的可能。

(1)自幼有反复呼吸道感染,活动后气促史及生长发育落后。出生后或婴儿期即已出现响亮的心脏杂音。

(2)体格检查中发现持续发绀伴杵状指(趾)。心脏杂音以胸骨旁左缘最响,肺动脉第二音亢进、减弱或分裂。

(3)心电图示心室肥大及有收缩期或舒张期负荷过重征象等。

(4)X线显示肺充血或肺缺血、主动脉结扩张或缩小、肺动脉段凸出或凹陷等。

3.顺序分段诊断方法

在明确有先天性心脏病后,参照 Van Praagh 提出的顺序分段诊断方法可对先天性心脏病进行诊断。完整的先天性心脏病顺序分段诊断包括心房、心室、大动脉3个节段的位置异常的判断,房室间、心室大动脉间两个连接异常的判断,以及心脏位置与合并畸形的诊断等。

(1)心房位置判断:绝大部分正常人的右侧胸、腹腔器官在右侧,左侧器官在左侧。解剖右心房在右侧,解剖左心房在左侧,称为心房正常位(situs solitus,"S")。部分(<1/8 000~1/6 000)人的内脏器官呈镜像反位,解剖右心房及肝脏等右侧的器官在左侧,解剖左心房及胃等左侧器官在右侧,称为心房反位(situs inversis,"I")。先天性心脏病患者中,有2%~4%患者的胸腔、腹腔器官呈对称分布,此时两侧心房的形态特点相似,称为心房不定位(situs ambiguus,"A")。

若与解剖右心房相似，称为右心房对称位，与解剖左心房相似称为左心房对称位。内脏器官呈对称分布的也称为内脏异位症。右心房对称位多伴无脾综合征，左心房对称位多伴多脾综合征。

一般情况下，胸腹腔脏器位置与心房位置有较高的一致性，可以根据 X 线胸片上肝脏及胃泡位置确定心房位置正常或反位，如肝脏及胃泡在正常位置提示心房正位，反之亦然。内脏异位时大多数肝脏居于中间呈水平位，少数仍可呈正常位置或反位。增高电压（100～400 kV）的 X 线胸片可显示支气管形态，右侧支气管的特点为自隆突至第一分支间的距离短，与经隆突的中轴线夹角小；而左侧支气管自隆突至第一分支间距离长，与经隆突中轴线的夹角大。一般认为，根据支气管形态诊断心房位置较依据腹腔脏器位置推测可靠。窦房结位于上腔静脉与右心房连接处。P 波除极向量有助于确定右心房的位置。心电图检查对心房反位诊断有价值，但不能肯定心房对称位的诊断。二维超声心动图检查可显示腹腔大血管位置及连接关系，间接判断心房位置。

（2）心室位置判断：正常心脏的解剖右心室位于解剖左心室的右侧，以心室右襻（D-loop）表示。如果心室反位，即左心室位于右侧，右心室位于左侧则为心室左襻（L-loop）。

（3）大血管位置判断：主动脉与肺动脉在瓣膜及动脉干水平的相互位置关系与心室大动脉的连接关系并没有必然的联系，不能互相准确地推测。主动脉在肺动脉的右后方为正常位，主动脉在肺动脉的左后方为反位，其他尚有主动脉在肺动脉右侧（D）、左侧（L）、前方（A）等。主动脉干与肺动脉干的走行关系可为平行或螺旋状。不论右位或左位主动脉弓，弓的位置均在左、右肺动脉之上。

（4）房室连接诊断：当心房及心室的解剖性质及位置确定后，房室的连接关系即可确定。根据心房位置及心室襻类型相应确定房室连接一致和不一致。心房正常位、心室右襻者为房室连接一致，心房正常位、心室左襻者为房室连接不一致。

（5）心室大动脉连接诊断：心室大动脉连接有 4 种类型。①连接一致：主动脉与左心室连接，肺动脉与右心室连接。②连接不一致：主动脉与右心室连接，肺动脉与左心室连接。③双流出道：主动脉、肺动脉均与同一心室腔连接。④单流出道：可为共同动脉干，或一侧心室大动脉连接缺如（主动脉或肺动脉闭锁）。

（6）心脏位置：心脏在胸腔中的位置与心脏发育有关，特别是在心脏畸形时需要描述心脏位置和心尖指向。心脏的主要部分在左侧胸腔，心尖指向左侧称为左位心；心脏主要部分位于右侧胸腔，心尖指向右侧，称为右位心。内脏、心房位置正常而呈右位心的也称孤立性右位心,心房反位而呈左位心的也称为孤立性左位心。心脏位于胸腔中部,心尖指向中线时称为中位心,很多复杂型先天性心脏病可呈中位心。

(7)合并心脏血管畸形:在绝大部分病例中,因为心脏、心房位置正常,房室连接及心室大动脉连接均正常,合并心脏血管的缺损和畸形为其主要的诊断内容。

(8)先天性心脏病分段诊断方法及命名:Van Praagh 分段诊断方法及命名中将心房、心室、大动脉(瓣膜水平)位置3段分别以字母表示,例如正常心脏可以为(S、D、S)即心房位置正常(S)、右心室祥心室(D)、大动脉位置正常(S)、主动脉位于肺动脉右后方。镜像右位心时则为(I、L、I)即心房反位(I)、左心室祥心室(L)、大动脉反位(I)、主动脉位于肺动脉左后方,以上各段连接均正常。心房位置正常、右心室祥心室、主动脉位于肺动脉右前与右心室连接的大动脉转位,为完全性大动脉转位(S、D、D)。

分段诊断概念对推动和提高先天性心脏病诊断和治疗水平发挥了非常重要的作用。分段诊断方法不仅对复杂型先天性心脏病的诊断是必要的,也应该作为所有先天性心脏病诊断的基础。

(四)并发症

1.心力衰竭

心力衰竭多见于婴儿伴有大量左向右分流、肺静脉梗阻、左心室或右心室流出道梗阻性病变等。左向右分流导致肺循环血流量增多,肺充血、肺间质液增多,尚易并发肺部感染如肺炎等。心力衰竭的发生率取决于分流量的多少及上述病变的严重程度。

2.感染性心内膜炎

感染性心内膜炎最常见于室间隔缺损、主动脉瓣狭窄、动脉导管未闭及法洛四联症等,多因各种畸形引起血流改变,高速冲击心血管内膜,病原菌易在该处停留、繁殖而致病。病原菌多数为草绿色链球菌及葡萄球菌,其他尚有革兰阴性细菌、白色念珠菌等。

3.脑栓塞

脑栓塞在先天性心脏病中的发生率约为2%,常见于发绀型先天性心脏病(如法洛四联症、完全性大动脉转位等),多见于婴儿病例。严重缺氧引起代偿性红细胞增多,致使血液黏稠度增高。此外,相对性贫血时,小红细胞的可变形性差也可增加血液黏稠度,易发生栓塞。因腹泻或过度出汗导致脱水时易促使栓塞发生。部分患儿可有后遗症,如偏瘫、癫痫及智能落后等。

4.脑脓肿

脑脓肿发生率约为 5％,绝大多数发生于发绀型先天性心脏病(如法洛四联症等)。与肺栓塞不同,本病多见于 2 岁以上小儿。脑脓肿可由邻近感染灶(中耳炎、鼻窦炎、面部蜂窝织炎)蔓延引起,也可由血行感染引起。因存在右向左分流,细菌可不通过肺血管床的过滤及吞噬而直接进入大脑。血液黏稠度增高和缺氧可导致组织微小梗死、软化,有利于细菌繁殖、化脓。

5.咯血

咯血可见于严重的器质性肺动脉高压及因肺缺血导致侧支循环增生的患儿。

(五)治疗

1.一般治疗

建立合理的生活制度,并根据具体情况适当参加体力活动以增强体质,按时接受预防接种,注意皮肤及口腔卫生。发绀者应保证足够饮水量。接受扁桃体摘除术、拔牙及其他手术者,手术前后应用足量抗生素,以防止感染性心内膜炎的发生。

2.并发症的处理

合并肺炎及感染性心内膜炎时宜及早做出诊断,积极控制感染;发生心力衰竭时要及时处理。左向右分流型先天性心脏病常合并慢性心力衰竭,需较长时间应用抗心力衰竭药物治疗。

3.控制动脉导管的药物治疗

(1)吲哚美辛(前列腺素合成酶抑制剂):可促进早产儿动脉导管关闭。早产儿伴动脉导管未闭合并心力衰竭经洋地黄、利尿剂治疗无效时可试用此药。

(2)前列腺素 E_1 及 E_2:具有扩张动脉导管的作用,新生儿重症发绀型先天性心脏病不少均依赖动脉导管的开放以维持生命,出生后导管一旦关闭即告死亡。滴注此药后使肺循环或体循环血流量增加,改善低氧血症与酸中毒,使病情好转,争取在最适宜条件下进行矫治手术。适用于肺动脉闭锁、法洛四联症伴严重型肺动脉狭窄、左心发育不良综合征、导管前型主动脉缩窄等。

4.介入性心导管治疗

介入性心导管治疗是近年来发展的先天性心脏病非开胸矫治方法。应用特别的球囊导管可扩张治疗肺动脉瓣狭窄、主动脉瓣狭窄及主动脉缩窄等。特制的带有金属支架的封堵器经心导管送至心腔可关闭继发孔型房间隔缺损及室间隔缺损,至动脉导管处可堵闭动脉导管。用球囊导管经卵圆孔至左心房,然后回拉撕裂房间隔组织使之形成或扩大缺损的经导管房间隔造口术,可增加心房水平的分流,为完全性大动脉转位重要的姑息疗法。

5.外科手术治疗

近年来,可手术治疗的先天性心脏病病种范围不断扩大,治疗效果也有显著进步。根据心血管畸形的类型及严重程度,采取不同的手术矫治方法达到根治或姑息治疗的目的。根治性手术包括缺损修补、动脉导管结扎、梗阻(狭窄)解除等。大部分手术均纠正解剖畸形(如 Switch 术和 Rastelli 术),少数手术则使循环生理恢复正常(如 Mustard 及 Senning 手术)。重度发绀型先天性心脏病伴有肺动脉严重狭窄者难以进行根治手术,可行 Glenn 术和 Fontan 术等姑息手术。心内直视手术均需在体外循环下进行。

(六)预后

随着心脏诊断方法及治疗技术的进展,目前绝大多数先天性心脏病均能获得明确地诊断和矫正治疗,预后较前有明显的改观。一般取决于畸形的类型和严重程度,适合手术矫正者的手术时机及术前心功能状况,有无合并症而定。无分流型或者左向右分流型,轻者无症状、心电图和 X 线无异常者,以及中、重度均可通过手术矫正,预后较佳;若已产生严重肺动脉高压双向分流者则预后较差。右向左分流或复合畸形者,病情较重者,应争取早日手术。轻者可选择手术时机,以 3~6 岁为佳。

二、比较常见的先天性心脏病

(一)房间隔缺损

房间隔缺损是先天性心脏病中较常见的,占先天性心脏病总数的 7%~15%,系在胚胎发育过程中心房间隔发育不良、吸收过度或心内膜垫发育障碍,导致两心房之间存在通道(正常卵圆孔不闭合,并不引起左向右分流,故不能称为缺损)。女性较常见,男女之比为 1:2。

1.病理解剖

按胚胎发育及病理解剖部位不同,分为 3 型。

(1)继发孔型:继发孔型约占 70%,为第一房间隔吸收过多或第二房间隔发育障碍所致,包括中央型(卵圆窝型,最常见,约占 62%)、下腔型(占 24%)及上腔型(静脉窦型,占 6%,常伴部分肺静脉异位引流)。缺损大小不等,多为单个,部分可为多个或筛孔状。

(2)原发孔型:原发孔型占 5%~10%,位于房间隔下部、房室交界处,由心内膜垫发育障碍未与第一房间隔融合所致。如合并二尖瓣前叶裂缺又称不完全或部分房室间隔缺损。

（3）冠状静脉窦型：冠状静脉窦型非常少见。房间隔本身完整无缺，只有冠状静脉窦与左心房之间无间壁。所以，左心房血可由冠状静脉窦与右心房相交通，也称为"无顶"冠状窦。

以下主要介绍继发孔型房间隔缺损。

2.病理生理

小儿出生时肺小动脉肌层尚未完全退化，右心房压力仍可能超过左心房，故房间隔缺损时可因心房水平右向左分流而出现暂时性青紫。随着肺小动脉阻力逐渐下降，体循环血量的增加，房间隔缺损出现血流由左心房流入右心房的左向右分流。分流量大小与缺损大小、两侧心房间压差及两侧心室的顺应性有关。出生后初期，左、右心室壁厚度相似，顺应性也相似，故分流量不多。随着年龄增长，肺血管阻力、右心室压力下降，右心室壁较左心室壁薄，右心室充盈阻力也较左心室低，故分流量增加。

3.临床表现

临床症状的严重程度与缺损大小、有无合并其他畸形有关。缺损小者常无症状，活动量正常；缺损大者症状发生较早，并随着年龄增长而更明显。由于分流量大，使体循环缺血，临床上表现为体形瘦长、面色苍白、指（趾）细长、易感疲乏。因肺循环血流增多使肺充血，易有呼吸道感染，活动时易气促。严重者早期发生心力衰竭。原发孔型缺损或共同心房者症状出现早且严重，进展快。

多数在婴幼儿期无明显体征，2～3岁后心脏增大，心前区隆起，心尖搏动向左移位呈抬举性搏动，一般无震颤，少数大缺损分流量大者可出现震颤。由于右心室增大，大量的血流通过正常肺动脉瓣时，形成相对性肺动脉瓣狭窄，在胸骨左缘第2～3肋间可闻及Ⅱ～Ⅲ级喷射性收缩期杂音。当肺循环血流量超过体循环达1倍以上时，在胸骨左缘4～5肋间可出现三尖瓣相对狭窄的短促与低频的舒张中期杂音，吸气时更响，呼气时减弱。肺动脉瓣区第二音亢进，伴宽且不受呼吸影响的固定性分裂，为右心室容量增加，收缩时喷射血流时间延长，肺动脉瓣关闭更落后于主动脉瓣所致。若已有肺动脉高压，部分患儿可闻及肺动脉喷射音及肺动脉瓣区因肺动脉瓣相对性关闭不全的舒张早期泼水样杂音。若为原发孔型缺损伴二尖瓣裂缺，在心尖部可听到二尖瓣关闭不全的全收缩期吹风样杂音，并传导至腋下。

4.辅助检查

(1)X线检查:心脏外形轻至中度扩大,以右心房、右心室增大为主,肺门血管影增粗,肺动脉段凸出,肺野充血明显,主动脉结缩小。透视下可见肺门肺动脉总干及分支随心脏搏动而一明一暗的"肺门舞蹈征",心影略呈梨形。

(2)心电图:多有右心室容量负荷过重的表现,典型表现为电轴右偏(心向量图额面平均轴在+90°～+150°)和不完全性或完全性右束支传导阻滞(V_{3R}及V_1呈rSr'或rsR'图形),后者可能由室上嵴肥厚和右心室扩张所致。部分病例尚有右心房和右心室肥大。原发孔型缺损的病例常见电轴左偏及左心室肥大,Ⅰ度房室传导阻滞。

(3)超声心动图:二维超声可显示房间隔连续中断位置、大小。多普勒彩色血流显像可观察到分流的位置、方向,且能估测分流的大小。三维超声可直接显示并从任意角度观察ASD的立体形态、大小、数量、部位及与周围组织(房室瓣、主动脉根部、上腔静脉、下腔静脉、冠状窦)的空间关系,进行准确测量,还可动态观察缺损在整个心动周期中的形状变化、收缩与舒张活动。

(4)心导管检查及心血管造影:右心导管检查可发现右心房血氧含量高于上、下腔静脉平均血氧含量1.9%容积以上,心导管可通过缺损口由右心房进入左心房。通过右心导管可测量各个部位压力及计算分流量和肺动脉阻力。一般如果临床表现典型,X线片、心电图检查结果符合,经超声心动图检查确诊者,术前可不必做心导管检查。如疑有原发孔缺损、肺动脉口狭窄、肺静脉畸形引流等异常,可考虑做心血管造影。

5.诊断及鉴别诊断

典型者依据X线片、心电图、超声心动图和心导管检查可以做出诊断,但需注意与室间隔缺损、肺动脉瓣狭窄、部分性肺静脉异位引流入右心房、原发性肺动脉扩张、原发性肺动脉高压等病相鉴别。

6.治疗

(1)手术治疗。①手术适应证:凡X线片与心电图有异常,右心导管检查计算分流量已达肺循环血流量40%以上,左向右分流$Q_p:Q_s \geqslant 1.5$时即可造成右心室的容量负荷过重,或临床上已有明显症状者,应尽早施行手术,年龄以4～6岁为理想。手术时应注意在心房内探查,如发现有部分肺静脉畸形回流,可一并予以纠正。至于分流量较小而无心脏增大或症状表现的患儿,可以做临床观察;合并有心内膜炎者应在感染控制后的3～6个月考虑手术治疗;合并有心力衰竭的患儿应先内科治疗,控制心力衰竭,待病情平稳后再行手术治疗,但如果内科治疗效果不显,亦应争取手术。②手术禁忌证:若患儿平静时 Q_p:Q_s ≤1.5,甚至出现了右向左分流,即出现艾森曼格综合征,此为手术禁忌证。年龄大或合并瓣膜疾病并不是手术禁忌证。③手术方法:浅低温体外循环下手术,采用胸骨正中切口或右侧胸部切口。术中首先进行心外探查是否合并左上腔静脉或部分型肺静脉异位引流。切开右房探查冠状静脉窦开口的位置,并通过缺损探查二尖瓣及四个肺静脉开口的位置,进一步明确诊断。右房发育尚好,缺损小,可直接缝合;缺损大者应补片缝合。若缺损呈多个筛孔状,则将其剪成单孔后再行修补。由于继发孔或静脉窦型房间隔缺损足以通过缺损使左心房减压,不用放置左心房引流。若手术视野暴露不佳时,可经缺损放入左心房引流管。心内吸引器控制左心房回心血量,左心房内血不宜吸引过分,保持左心房内血平面,以能看清房间隔缺损边缘进行缝合即可;如回心血量过多,应考虑可能存在动脉导管未闭或流量过高的因素。避免将下腔静脉瓣误当缺损下缘缝入左心房,造成下腔静脉血汇入左心房。在闭合房间隔缺损时,让麻醉师鼓肺,使左心房内血流涌出,排除左心气体。再次鼓肺查看是否有残余漏。关闭右心房切口,腔静脉开放后右心也要排气。在缝右心房时可转流复温。在心内操作结束心脏复跳后,停止体外循环后输血输液不能过快,避免左心容量负荷过重,造成急性左心衰竭。Koch 三角区为房室结所在部分,勿用吸引器刺激或器械钳夹。缝合房间隔缺损左缘应避免进针过远,以防止损伤或牵拉传导束。若上腔型房间隔缺损合并上肺静脉畸形引流入上腔静脉根部或右房上部,补片应将肺静脉开口隔置左心房,并注意勿造成上腔静脉梗阻,必要时用心包补片加宽上腔静脉。修补下腔型房间隔缺损时应将补片下缘缝至左心房后壁上,避免造成下腔静脉入口狭窄,避免将下腔静脉开口部分缝至左心房,造成右向左分流。

(2)右胸部小切口房间隔缺损封堵术。①手术适应证:年龄>2 岁;缺损边缘至上下腔静脉,冠状静脉窦右上腔静脉之间距离≥5 mm,至房室瓣距离≥7 mm。②手术方法:患者取头低位,右肩背部垫高 20°,胸骨旁右侧第四肋间做 2～3 cm 小切口。膈神经前方 2 cm 切开心包并悬吊,在右心房前外侧壁行荷包缝合,以内置穿刺刀的内径为 4.5 mm 或 7.5 mm 推送置管,在荷包缝合线中央刺入右房,退出穿刺刀,进一步将鞘管推送过房间隔缺损进入左心房,于房间隔两侧分别释放出两伞封闭房间隔缺损。若闭合器在推拉时脱落,说明选用的闭合器型号偏小,应选用大一号的闭合器。若所选用的大一号的闭合器仍脱落,说明房间隔缺损缘缺如范围过大,或软缘过多,应收回闭合器,改用右侧小切口,进行体外循环下房间隔缺损修补术。手术完成时应行经食管超声心动图检查明确缺损是否完全被封堵,同时观察三尖瓣是否存在关闭不全等情况。

(3)手术并发症。①外科手术治疗并发症。a.心律失常:少数患儿术后出现传导阻滞、房颤或室上性心动过速,多数经过处理后能自行恢复正常心律。b.残余分流:小的残余分流无血流动力学意义,术后临床症状改善者可不予处理。若误将下腔静脉瓣当作缺损下缘修补房间隔缺损造成右向左分流者,应及时再次手术。c.急性左心衰竭:缺损大者,左心发育差,若术后输血输液过快易造成左心容量负荷过重而发生急性肺水肿。d.低心排出量综合症:多见于术前心功能差,年龄大,伴有重度肺动脉高压的患者。术前应积极控制心力衰竭,改善心肌功能,术中尽量缩短阻断时间,或在不停跳下行房间隔缺损修补术。②介入治疗并发症。a.冠状动脉气栓:气体通过左心房-左心室-主动脉-右冠状动脉。患者出现急性冠状动脉栓塞的表现,需予以对症处理,如舌下含服硝酸甘油、吸氧、应用扩血管药物等,待患者临床症状消失、心电图正常后可继续手术,否则应停止手术,对患者进行抢救。b.封堵器脱落:需立即进行手术或通过介入方法取出封堵器。c.心包填塞:多由于操作不当造成,是比较严重的并发症,若未及时发现或处理不当将危及患者生命,应立即行心包穿刺引流。d.血栓形成:多由于术中、术后抗凝药物使用不当造成,主要通过对症处理。但需要注意时应警惕患者是否合并有颅脑出血的可能。

7.预后

继发孔型 ASD 自然闭合年龄为 7 个月至 6 岁。缺损越大分流量越大,出现症状越早。偶尔婴儿发生严重充血性心力衰竭甚至死亡,极少的可能有肺血管梗阻性疾病。当肺动脉高压严重时,肺血管阻力显著增加,变为右向左分流,临床上出现发绀,此时外科手术关闭 ASD 不会成功。继发孔型 ASD 并发细菌性心内膜炎者少见。

(二)室间隔缺损

室间隔缺损为心室间隔在胚胎发育过程中发育不全所致,是先天性心脏病中最常见的一种,占总数的 30%～50%。可单独存在,也可与其他畸形并存,发绀型先天性心脏病能存活者约 50%伴室间隔缺损。

1.病理解剖

缺损可发生在室间隔的任何部位,根据缺损的位置可分为以下几种:①膜周型室间隔缺损,最多见,占 60%～70%,位于室间隔膜部并累及邻近的肌部室间隔。根据缺损的延伸方向又可分为膜周流入道型、膜周小梁部型及膜周流出道型,大型缺损可有向 2 个或以上部位延伸,称为膜周融合型。②肌部型室间隔缺损:占15%～25%,膜部完整。根据所在部位再分为肌部流入道型、肌部小梁部型及肌部流出道型,后者有肌肉与肺动脉瓣分隔。③双动脉下型:亦称为肺动脉瓣下型,占3%～6%,但在东方人群中发生率可达29%,其主要特征是在缺损的上缘为主动脉与肺动脉瓣环的连接部,圆锥部室间隔发育差或缺如,冠状动脉瓣脱垂可以减少左向右分流,但容易导致主动脉瓣反流。在部分膜周型缺损,尤其是膜周流入道型室间隔缺损,可见衍生自三尖瓣的纤维组织黏附于缺损边缘,形成假性室隔瘤,使缺损变小或完全阻止分流而达到自然闭合。缺损多数为单个,也可多发,可合并房间隔缺损、动脉导管未闭或主动脉缩窄等。

2.病理生理

由于胚胎期肺小动脉肌层厚、管腔小、阻力大,室间隔缺损很少在新生儿期发生大量左向右分流而出现症状。随着肺动脉压力和阻力的下降,患有大型室间隔缺损的足月婴儿多在2～6个月出现心功能不全症状。早产儿因肺小动脉壁较薄,肺血管阻力降低较迅速,因此较早发生大量左向右分流并发生心力衰竭。

3.临床症状

临床症状取决于缺损大小、肺血流量及压力高低。小型缺损分流量较小,多无临床症状。中型缺损在婴儿期即出现症状。大型缺损于出生1～2个月后,出现呼吸急促、多汗,吸奶时常因气促中断,体重增加缓慢,面色苍白。伴慢性左心功能不全时,患儿经常夜间烦躁不安,有"哮喘"样喘鸣声。幼儿常有呼吸道感染,易患肺炎。年长儿可出现消瘦、气短、心悸、乏力等症状。有时因扩张的肺动脉压迫喉返神经而引起声音嘶哑。晚期(多见于儿童或青少年期)或缺损很大且伴有明显肺动脉高压者,可出现右向左分流,呈现发绀,并逐渐加重。若缺损随年龄增长而缩小,症状亦随之而减轻。

4.体格检查

心尖搏动增强并向左下移位,心界向左下扩大,典型体征为胸骨左缘3～5肋间有Ⅲ～Ⅴ级响亮粗糙全收缩期杂音,向心前区传导伴收缩期细震颤。若缺损极小或即将关闭时,杂音可为短促高音调的啸音;若分流量大时,心尖部可有二尖瓣相对狭窄的低音调隆隆样舒张期杂音。肺动脉瓣第二音亢进。严重的肺动脉高压肺动脉瓣区有相对性肺动脉瓣关闭不全的舒张期杂音,原室间隔缺损的收缩期杂音可减弱或消失,震颤也可不明显。肺动脉瓣第二音呈单一金属音。

5.辅助检查

(1)X线检查:小型缺损心影多无改变,或只有轻度左心室增大或肺充血。中型缺损心影有不同程度增大,以左心室为主。大型缺损时心影中度或重度增大,以左心室为主或左、右心室及左心房均增大,肺动脉段若凸出明显,则提示肺动脉高压。主动脉结较小,缩小程度与分流量成反比。肺野充血,肺门血管影增宽,肺纹理增粗增多。若有器质性肺动脉高压则表现为肺门血管影虽增粗,但肺野外侧带反而清晰,肺血管阴影有突然中断现象(肺门截断现象),心影反比以前稍有缩小。

(2)心电图:小型缺损,心电图可正常或表现为轻度左心室肥大。大型缺损心电图变化随肺血管阻力大小而不同。①肺血管阻力正常,肺血流量增多时,心电图示左心室舒张期负荷加重,左心室肥大,如 V_1 呈 rS 形,S_{V1} 波深,$V_{5、6}$ 呈 qRs 形,$R_{V5、6}$ 波高大,T_{V5} 高尖对称。②肺动脉中度高压,肺血流量明显增多时,心电图示双心室肥大,V_3、V_4 的 R 波与 S 波均高大,V_6 示深 Q 波及大 R 波,$T_{V5、6}$ 高尖对称或同时伴有 V_1 呈 rsR' 的右心室肥大图形。③肺动脉高压,肺血流量减少时,心电图示右心室肥厚,V_1 呈 rsR' 型,R' 波极大,V_5 有深 S 波而 R_{V6} 振幅较前降低,T_{V1} 可能转为直立。

(3)超声心动图:二维超声可直接显示缺损,有助于缺损大小及部位的诊断。多普勒超声由缺损右心室面向缺损处和左心室面追踪可探测到最大湍流。多普勒彩色血流显像可直接见到分流的位置、方向和区别分流的大小,其对肌部缺损及多发性缺损的诊断较为敏感。三维超声可直面室间隔缺损,从任意角度观察,准确评估缺损大小、形状、位置及毗邻关系,为介入或外科手术提供更为详细的信息。

(4)心导管检查及心血管造影:右心室水平血氧含量高于右心房 0.9% 容积以上,小型缺损增高不明显。偶尔导管可通过缺损到达左心室。依分流量的多少,肺动脉或右心室压力有不同程度的增高。伴有右向左分流的患者,动脉血氧饱和度降低。肺动脉阻力显著高于正常值。对多发性室间隔缺损或合并主动脉、主动脉弓等畸形的可做选择性左心室造影进一步肯定诊断。

6.并发症

室间隔缺损易并发充血性心力衰竭、肺水肿、感染性心内膜炎等。

(1)充血性心力衰竭与肺水肿:婴儿期大型缺损由于经常有大的左向右分流,左心回流血量增多,可导致左心房、左心室扩大,压力增高,进而使肺静脉压力增高,肺间质液生成增多。肺间质组织水肿,肺顺应性减低,患儿呼吸变快而浅,再发展则导致淋巴管回流受阻,出现肺水肿及心力衰竭。

(2)感染性心内膜炎:大型缺损约 5% 发生此并发症。心内膜赘生物常位于室间隔缺损边缘或右心室壁血流喷射口处,少数在右心室漏斗部。二维超声能见到赘生物。

（3）肺血管病变：多发生于大型缺损伴肺血流量超过体循环 2 倍以上者。

（4）漏斗部肥厚：大型缺损患者约 20％可有继发漏斗部肥厚，使左向右分流量减少，甚至引起右向左分流，似法洛四联症。

（5）主动脉瓣关闭不全：有些室间隔缺损如肺动脉瓣下型可合并主动脉瓣叶脱垂导致关闭不全。

7.诊断及鉴别诊断

根据典型体征，X 线片、心电图、超声心动图及心导管检查等可以确诊。需要注意当本病合并有动脉导管未闭时，后者的杂音往往被室间隔缺损的响亮杂音所掩盖，而易于漏诊。此外，本病尚需与肺动脉狭窄、房间隔缺损原发孔型、梗阻性肥厚型心肌病、动脉导管未闭、主动脉窦瘤破入右心、主肺动脉缺损等疾病相鉴别。

8.内科治疗

内科治疗主要防治感染性心内膜炎、肺部感染和心力衰竭。通过给予洋地黄、利尿剂限制盐分摄入和（或）降低后负荷，积极处理呼吸道感染等能够使患儿心力衰竭得到控制，并保证其正常生长发育。

9.外科治疗

（1）手术适应证：①膜部小型室间隔缺损。X 线与心电图正常者，左向右分流量小，可以随访观察，一般不主张过早手术；但是有潜在发生细菌性心内膜炎的危险。在随访过程中不能自然闭合可在学龄前期手术。②中型缺损临床上有症状者，宜在 1～3 岁在体外循环心内直视下做手术修补；6 个月至 1 岁婴儿，虽然心力衰竭能控制，但肺动脉压力持续增高、大于体循环动脉压的 1/2，或者 1 岁以后肺循环量与体循环量之比＞2∶1，亦应及时手术修补。③小婴儿大型室间隔缺损：大量左向右分流伴心脏明显增大，反复肺炎、心力衰竭或生长缓慢，特别是发生内科难以控制的充血性心力衰竭者，宜婴儿早期行急诊亚急诊室间隔缺损修补术，可防止心肌损害和不可逆性的肺血管病变产生。④大型室间隔缺损伴有动脉导管未闭或主动脉缩窄：持续性充血性心力衰竭、反复呼吸道感染、肺动脉高压及生长发育不良者，一旦确诊，应及早一期根治。⑤肺动脉瓣下型VSD：自愈倾向低，且易主动脉瓣右窦脱垂形成关闭不全，此类患儿，宜在 1 岁内及时手术治疗。

（2）手术禁忌证：①静止和轻度活动后出现发绀或已有杵状指（趾），吸氧下经皮血氧饱和度在 90％以内。②缺损部位的收缩期杂音消失，代之以因肺动脉

高压产生的 P_2 亢进或肺动脉瓣关闭不全的舒张期杂音。③动脉血氧饱和度明显降低（<90%）；或静止时为正常临界水平，稍加活动即明显下降。④超声多普勒检查示心室水平呈以右向左为主的双向分流或右至左（逆向）分流。⑤右心导管检查示右心室压力与左心室持平或反而高出；肺总阻力>10 Wood 单位；肺循环与体循环血流量比值<1：2；肺循环阻力或体循环阻力比值>0.75。婴幼儿手术指征应适当放宽。

（3）手术方法：气管插管、静脉复合麻醉，中度低温体外循环心脏停搏下直视修补术。①胸部切口：除常规胸部正中切口外，目前有胸骨下段小切口、右胸外侧小切口等微创切口。②显露心脏，常规建立体外循环。③心脏切口：经右心室切口：经右房、肺动脉切口，室间隔缺损暴露不佳者，可行右心室切口。经右房切口：从右房通过三尖瓣进行较低位置的室间隔缺损修补，是最常用的切口。适用于单纯膜部、隔瓣后和膜周部缺损。经肺动脉切口：适用于肺动脉瓣下室间隔缺损修补。经左心室切口：肌部缺损，尤其是多发、筛板状缺损，右心室切口显露不佳者可做左心室切口，清楚显露缺损。主动脉根部切口：主要适用于做主动脉瓣脱垂悬吊成形术或主动脉窦瘤修补等，也可通过主动脉瓣口行缺损修补。④显露缺损部位：用牵引线和拉钩轻柔拉开心壁切口，仔细寻找缺损部位。如被腱索或乳头肌覆盖，可绕粗丝线轻柔牵开。⑤修补缺损：补片修补。如果缺损较大，直径在0.8 cm左右，应该用 GoreTex 片或其他人工心脏补片材料修补。⑥检测残余分流：在室间隔缺损修补完毕后暂停左心房引流，请麻醉师膨肺，观察修补部位有无残留缺损，如发现缺损部位仍有血液涌出，即应在溢血部位加做褥式或8形缝合，直至不再有溢血为止。

10.外科微创封堵手术方法

食管超声引导下小切口室间隔缺损封堵术是近几年新兴的一种手术方法，具有创伤小、恢复快、不受 X 线辐射、不经过外周血管、可避免血管损伤、一般无须输血等优点，更适合婴幼儿室间隔缺损修补。

（1）适应证：①年龄通常≥3 月龄；②有血流动力学异常的单纯膜周 VSD，1 岁以内者 VSD 直径 4～8 mm；③有血流动力学异常的单纯肌部 VSD，直径>3 mm 和多发肌部 VSD；④干下型 VSD 不合并明显主动脉瓣脱垂者，1 岁以内者 VSD 直径<6 mm；⑤外科手术后残余分流；⑥心肌梗死或外伤后室间隔穿孔。

（2）禁忌证：①对位不良型 VSD；②隔瓣后房室通道型 VSD；③巨大 VSD；④重度肺动脉高压伴双向分流，或合并明显主动脉瓣脱垂、伴主动脉瓣中度以上反流者;⑤感染性心内膜炎,心腔内有赘生物;⑥合并需要同期 CPB 外科手术纠正的其他心血管畸形,但并不包括合并 VSD 的复杂畸形需要利用该技术缩短 CPB 和阻断时间等的情形;⑦合并肝肾功能异常、出血性血液系统疾病、心功能不全等。

11.预后

膜周部和肌部的室间隔小型缺损(直径＜5 mm)有自然闭合的可能(占 20%～50%),一般发生于 5 岁以前,尤其是 1 岁以内。大型膜周部和肌部缺损及肺动脉瓣下型室间隔缺损均难以自然闭合,后者容易发生主动脉瓣脱垂,均建议尽早手术。

(三)动脉导管未闭

动脉导管未闭比较多见,占先天性心脏病总数的 9%～12%。女性发病较多,男女之比为 1∶(2～3)。

1.病理解剖

婴儿出生后 10～15 小时,动脉导管即开始功能性闭合。生后 1 个月至 1 岁,绝大多数已闭合。1 岁以后仍未闭合者即为动脉导管未闭。动脉导管未闭的肺动脉端在肺总动脉与左肺动脉连接处,主动脉端在主动脉弓降部左锁骨下动脉起始部远端。长度在 0.2～3 cm,常见类型有管型、漏斗型及窗型,可合并其他畸形如肺动脉狭窄、主动脉缩窄、室间隔缺损、大动脉转位等。

2.病理生理

由于动脉导管的开放使主动脉、肺动脉之间存在通路,通常情况下体循环的压力高于肺循环压力,部分体循环含氧饱和度高的血液在收缩期及舒张期都通过动脉导管从主动脉向肺动脉分流。分流量的大小取决于主、肺动脉之间的压力差、动脉导管的直径与长度及体、肺循环之间的阻力差。因有大血管水平左向右分流,肺循环量增加,造成肺动脉扩张及压力增高,回流到左心房及左心室的血量增加,导致左心室肥大甚至左心功能衰竭。体循环因分流至肺循环而血容量减少,周围动脉舒张压因舒张期有分流而降低,出现脉压增宽。随着肺循环血流量大量增加,肺循环压力升高。右心室排血时阻力增大,收缩期负荷量加重,右心室逐渐肥大。如肺循环持续高压,可进而引起肺小动脉壁的肌层及内膜的组织改变,形成器质性即梗阻性肺动脉高压。当肺动脉压力与体循环压力接近时,发绀可发生于轻微活动或哭闹时。若肺动脉压力超过主动脉,安静时亦出现发绀(艾森曼格综合征),此时低氧饱和度的肺动脉血经未闭动脉导管进入降主动脉,可出现发绀在双下肢表现更为明显、左上肢可较右上肢明显,称为差异性青紫。

3.临床表现

临床表现与分流量大小、肺动脉压力高低有关。导管小到中等、分流量小到中而肺动脉压力正常或轻度增高者,往往无症状,多在体检或因其他疾病就诊时偶尔发现。部分患儿可有活动后疲乏、气急、多汗等现象。导管粗大、分流量较大者,除上述症状外,体型一般较瘦长,苍白,易发生反复呼吸道感染、肺炎及充血性心力衰竭。少数患儿也可由于扩大的肺动脉压迫喉返神经而声音嘶哑。当肺血管发生器质性变化时,分流量减少或呈双向分流,患儿可出现短期的症状改善,但随后在轻度活动后即出现气短及发绀。

典型的动脉导管未闭病例可见心前区隆起,心尖搏动弥散强烈,在胸骨左缘第2肋间偏外侧可闻及响亮的连续性杂音,并向左上颈背部传导,伴有收缩期或连续性细震颤。出现肺动脉高压后,可能仅能听到收缩期杂音,肺动脉第二音亢进,肺动脉瓣可有相对性关闭不全的舒张期杂音。肺循环量超过体循环量1倍时,心尖区可闻及二尖瓣相对狭窄的低频率短促舒张中期杂音。大多数患儿均有脉压增宽(往往>40 mmHg)及周围血管征,包括颈动脉搏动增强、脉压加大、水冲脉、毛细血管搏动、枪击音及杜氏征等,对诊断很有帮助。

不典型的情况如肺血管阻力增加或婴儿期肺动脉压力相对较高时,主动脉与肺动脉之间压力差发生于收缩期,此时仅能听到单纯收缩期杂音,常易误诊为室间隔缺损。此外,在合并有其他畸形如房间隔缺损、室间隔缺损、肺动脉瓣狭窄时,杂音也往往不典型。

早产儿病例出现症状较早,心脏杂音为收缩期杂音而无典型的连续性杂音。大量右向左分流可导致左心衰竭(可表现为呼吸暂停或心动过速发作)、坏死性肠炎。

4.辅助检查

(1)X线检查:心脏大小与分流量直接有关。分流量小者,心脏造影示正常。分流量大者,多见左心室增大(左心房亦可增大),主动脉结增宽,可有漏斗征,肺动脉段凸出,肺门血管充盈,双侧肺野有轻度至重度充血。透视下搏动强烈,有"肺门舞蹈征",严重病例呈双心室肥大。婴儿期可无主动脉结增宽的特征。

(2)心电图:分流量小者心电图可正常,分流量中度者可示电轴正常,左心房大,左心室高压或左心室肥厚,R_{V5}、R_{V6}波高大,Q_{V5}、Q_{V6}增深,T_{V5}、T_{V6}高尖对称。分流量大或肺动脉压较高时,电轴可正常或左偏,双心室肥大,V_3、V_4的R波与S波均高大。肺动脉压力与体循环压力相等时,电轴可右偏,右心室显示收缩期负荷加重。

（3）超声心动图：左心房、左心室增大，主动脉增宽。二维超声可直接显示未闭动脉导管管径与长度。彩色多普勒血流显像可显示分流的方向和大小。二维超声心动图与彩色多普勒超声相结合是目前最常用的无创诊断技术。

（4）心导管检查及心血管造影：典型的动脉导管未闭一般不必做心导管检查，只是在确诊困难时选用。通常肺动脉平均血氧含量高于右心室 0.5% 容积以上，肺动脉压力可超过右心室。肺动脉高压有不同程度的增高，有时心导管可自肺动脉通过未闭动脉导管进入降主动脉。必要时做逆行主动脉造影，可见主动脉与肺动脉同时显影，并能明确未闭动脉导管位置、形态及大小。

5.诊断及鉴别诊断

根据典型杂音、X 线片、心电图常可做出诊断。超声心动图及右心导管检查能进一步明确畸形部位、形态及大小，但需注意与主肺动脉隔缺损、主动脉窦瘤破入右心、室间隔缺损伴主动脉瓣关闭不全等引起连续性杂音或双期杂音的疾病进行鉴别。

6.内科治疗

防治呼吸道感染、心力衰竭及感染性心内膜炎。

（1）药物治疗：多用于早产儿或新生儿早期动脉导管未闭，可用吲哚美辛 0.2～0.3 mg/kg 或阿司匹林 20 mg/kg，每天 4 次，口服，以抑制前列腺素合成，促使动脉导管闭合。

（2）介入治疗：通过心导管介入堵闭动脉导管已经成为小儿动脉导管未闭的首选治疗方案，常用 Amplatzer 蘑菇伞及弹簧圈封堵。

7.外科治疗

外科治疗分为手术结扎与切断缝合手术。手术的最佳年龄为 1～6 岁。1 岁以内反复肺炎不能控制者可提前手术。动脉导管未闭合并感染性心内膜炎者，应在感染完全控制后数月施行手术，对无法控制者，也可以在大剂量抗生素的治疗下，关闭动脉导管，但危险性比较大。①导管直径在 1 cm 以下，导管壁弹性好，无中度以上肺动脉高压的低龄儿童病例，可采取动脉导管未闭结扎术，其缺点是术后有发生再通及假性动脉瘤形成可能。②动脉导管切断缝合术对畸形矫正确实，可避免术后导管再通，或结扎线切透管壁发生动脉瘤的危险，适用于成人，较粗大动脉导管和并发严重肺动脉高压的患者。③体外循环下经肺动脉闭合动脉导管，适用于巨大动脉导管，合并重度肺动脉高压或其他心内畸形者。

（1）手术方法：患儿右侧卧位，消毒术野皮肤、铺单，取左后外侧切口，经第三肋间进胸。牵开肺叶，打开纵隔胸膜，解剖游离 PDA 上下壁及后壁，注意避开神经,控制性降压,用 7 号丝线双重结扎,并建议用 4-0 线缝扎。结扎后关闭纵隔胸膜,置左侧胸腔闭式引流管一根。

(2)手术并发症:①术中大出血是最严重的一种手术并发症,也是手术死亡的重要原因。大出血的发生主要和肺动脉高压引起的血管改变,导管内膜炎致使导管组织脆弱及术中操作不当等有关。如果术后胸腔引流进行性增多伴血块、血流动力学不稳定,需立即剖胸探查止血。②高血压是婴幼儿术后常见并发症,与术后体循环血容量增加和神经反射有关。术后应限制液体输入,一般于术后 1 周后缓解,可口服降压药,必要时用硝普钠静脉滴注。③喉返神经损伤表现为术后声音嘶哑,喝水呛咳。可能由于术中过分牵拉引起,多为暂时性损伤,1～2 个月可恢复。④膈神经损伤为术后早期少见并发症,婴幼儿多见。双侧均可发生,但左侧多见,致左侧膈肌上抬,患儿出现呼吸急促,有自行恢复的可能,如不恢复,必要时行膈肌折叠术。⑤术后乳糜胸系损伤胸导管所致,经胸腔穿刺或闭式引流,营养支持,多数 1～2 周能自愈,少数需再次手术结扎胸导管。⑥导管再通:由结扎线松脱,管壁撕裂或动脉瘤形成所致导管再通,一般发生在手术当天或术后第一天,应在 1～2 周内再次手术。⑦肺部并发症包括肺不张、胸腔积液和气胸,与术中肺部受压、胸膜损伤有关。⑧当导管粗大或肺动脉移位时,尤其是新生儿或婴儿,手术可能误扎降主动脉或左肺动脉。术后观察足背动脉搏动、下肢动脉血压和氧饱和度,可疑者超声心动图检查,一经确认需立即再次手术处理。

8.预后

自然预后与分流量大小及并发症有关。分流量大者早期容易发生充血性心力衰竭,晚期可致梗阻性肺动脉高压。在并发症方面,最常见的是感染性心内膜炎。分流量小者可无症状,预后良好。手术患儿如合并严重肺动脉高压,有双向分流,以右向左分流,年龄在 2 岁以上者,术后恢复差,死亡率高。早产儿因其并发症而影响预后。但近年来由于诊断水平与心内科、外科技术不断提高,早期介入或手术治疗预后均良好。

(四)肺动脉狭窄

肺动脉狭窄系指肺动脉出口处狭窄,造成右心室排血受阻,按狭窄部位不同可分为肺动脉瓣狭窄、肺动脉瓣下狭窄(即漏斗部狭窄)及肺动脉瓣上狭窄(包括肺动脉总干或分支狭窄)。其中以单纯肺动脉瓣狭窄最常见,约占本病的 90%,但也可两种合并存在,如肺动脉瓣伴漏斗部狭窄,常见于法洛四联症。单纯肺动脉瓣狭窄的发病占先天性心脏病的 7%～18%,男女发病率相似。

1. 病理解剖

(1)瓣膜型：最多见，三个半月瓣在交界处融合使瓣孔狭窄，形成圆顶状狭窄的瓣孔多位于中央，瓣膜增厚。部分病例呈二瓣融合畸形，或发育不良（瓣膜黏液样病变，常伴肺动脉瓣环狭窄）。漏斗部及右心室肌肉肥厚，使右心室腔变小，严重者心肌缺血、坏死。肺动脉总干呈狭窄后扩张并可延伸至左肺动脉。

(2)瓣下型：整个右心室漏斗部肌肉增厚，形成长而狭窄的通道，也可为肌肉隔膜型，呈环状狭窄，造成第三心室。

(3)瓣上型：可累及肺总动脉干的一部分或全部，亦可伸展到左右分支，常有狭窄段前后扩张。

2. 病理生理

肺动脉狭窄使右心室排血受阻，右心室收缩期负荷增加，右心室压力增高，肺动脉压力正常或减低，狭窄前后有收缩期压力差，日久可引起右心室肥厚，以致右心衰竭。轻者主动脉血氧饱和度正常；严重狭窄者由于右心室肥厚，舒张压增高，右心房压力增高并超过左心房压力，在伴有卵圆孔未闭者（特别是在新生儿及婴儿）可发生右向左分流而出现发绀。

3. 临床表现

症状出现的早晚及轻重与肺动脉瓣狭窄程度、右心室腔大小及是否伴卵圆孔未闭有密切关系。出生时常无明显症状，极重度狭窄者在婴儿期出现轻度至中度发绀和右心功能不全。轻者早期可无症状，生长发育正常，仅于体格检查时发现心脏杂音。有些患者到青壮年期才出现疲劳、气短、心悸等症状。重者多呈脸圆、红颧，活动后气喘、疲乏、心悸、胸闷、偶有昏厥。因右心室显著肥厚而致心前区膨隆，有抬举感。胸骨左缘第 2 肋间可听到Ⅲ～Ⅴ级粗糙响亮延长的喷射性收缩期杂音，可向左腋下、锁骨下及左肩背部传导，并可触及震颤。肺动脉瓣第二音减弱或消失。轻、中度狭窄者多数在肺动脉瓣区可听到收缩早期喀喇音，此主要与狭窄后的动脉扩张或狭窄的肺动脉瓣在收缩时突然拉紧有关。狭窄极严重时杂音反而减轻。部分患儿可在胸骨左缘第 3～4 肋间听到三尖瓣相对关闭不全的收缩期杂音。多数伴有肝大，颈静脉波图显示有高大的"a"波。

4. 辅助检查

(1)X 线检查：轻型病例的心影及肺血管影显示正常；中至重度狭窄者右心室出现不同程度增大，最突出的改变是肺动脉段因肺动脉总干扩张而向外凸出，肺门血管阴影减少，肺野清晰，严重病例右心房亦扩大。漏斗部狭窄和混合型狭窄可有肺动脉段凹陷。

(2)心电图:因狭窄轻重、右心室压力高低而不同,轻度狭窄时心电图在正常范围内,中度以上狭窄者则有不同程度的收缩期负荷加重型右心室肥厚表现,电轴右偏,V_1示 Rs 或 qR 波或单纯 R 波,轻者 T_{V_1}直立,重者 $T_{V_1、V_3}$深倒,伴 ST 段斜行下降,P 波高尖提示右心房增大。

(3)超声心动图:二维超声可显示肺动脉瓣叶增厚,开放受限,肺动脉总干增宽,右心室、右心房增大。多普勒超声可于肺动脉内检出收缩期快速湍流频谱,并可计算跨瓣压差,可了解肺动脉狭窄的性质、部位及程度。

(4)心导管检查及心血管造影:右心室压力增高,右心室与肺动脉间有收缩期压力差,正常情况下压力阶差应<10 mmHg。轻度狭窄压力阶差增大但<40 mmHg,中度狭窄时压力阶差为 40～100 mmHg,重度狭窄时压力阶差>100 mmHg。在右心室腔注射造影剂可发现右心室与肺动脉排空时间延长,并显示右心室、肺动脉瓣、肺动脉及其分支狭窄的形态、范围与程度,有助于确定手术方案。

5.诊断及鉴别诊断

一般根据体征、X 线胸片、心电图和超声心动图即可做出诊断,心导管检查和右心造影可进一步显示右心室、肺动脉瓣和肺动脉的病理解剖改变,需注意与下列疾病鉴别。

(1)房间隔缺损:肺动脉瓣区收缩期杂音多较柔和,第二音亢进、固定分裂,往往不能触及震颤。三尖瓣区可听到舒张期杂音。X 线胸片示肺血管阴影增多。心电图常呈不完全性右束支传导阻滞表现。超声心动图可见房间隔缺损直接征象。

(2)室间隔缺损:常呈全收缩期杂音,肺动脉瓣区第二音亢进。X 线胸片示肺血管阴影增多,双侧心室均可增大。心电图多伴有左心室肥厚表现。超声心动图可见室间隔缺损直接征象。

(3)原发性肺动脉扩张:与轻型肺动脉瓣狭窄类似,但原发性肺动脉扩张收缩期杂音轻柔无细震颤,肺动脉瓣第二音正常,心导管检查右心室与肺动脉间无压力差,也无分流。

6.内科治疗

防治肺部感染、心力衰竭或感染性心内膜炎。瓣膜型肺动脉狭窄,可用经皮球囊肺动脉瓣成形术。由于创伤小、无须开胸、操作简便安全、创伤小、恢复快、费用低和疗效明显而成功代替外科手术,成为治疗 PS 的首选方法。

适应证:①单纯 PS 或合并可做介入治疗的先天性心脏病,右心室与肺动脉压力阶差>40 mmHg;②部分发育不良型肺动脉瓣狭窄;③外科手术后或经皮球囊肺动脉瓣成形术术后再狭窄 40 mmHg 者。

非适应证:①肺动脉瓣下漏斗部狭窄;②重度发育不良型肺动脉瓣狭窄;③极重度肺动脉瓣狭窄伴右心室心肌冠状窦隙开放。轻度狭窄、无症状者宜随访观察。

7.外科治疗

狭窄严重或出现右心衰竭时应尽早手术,可在体外循环下行瓣膜切开术或肥厚肌束切除术。

(1)肺动脉瓣狭窄。①手术适应证:肺动脉瓣口面积小于 0.5 cm^2/m^2 的重度肺动脉瓣狭窄者,活动后有气短、心前区疼痛、右心衰竭及发绀表现,需尽早手术,尤其是婴幼儿低氧血症或心力衰竭者,需急诊手术;平时无症状、无并发症,但右心室收缩压接近体循环或超过体循环血压者,也应及早手术;右心室与肺动脉干收缩压阶差＞50 mmHg 时,可以在 3～4 岁时手术治疗;右心室与肺动脉干收缩压阶差≤50 mmHg,同时合并明显继发性漏斗部肌肉肥厚或瓣环发育不良者,需手术治疗。②手术方法:全麻气管插管,仰卧位,取胸部正中切口,纵行切开心包,行心外探查。肺动脉主干通常有狭窄后扩张表现,可触及明显震颤。肺动脉瓣环往往正常。建立体外循环,心脏停搏后在肺动脉瓣稍上方做一1.5～2.5 cm横行或纵行切口。显露瓣膜,辨认瓣膜融合的交界处以及瓣叶与动脉侧壁附着粘连处,用解剖剪先在瓣叶与动脉壁附着处做松解,紧贴动脉壁与瓣叶垂直剪开附着处粘连组织,然后剪开瓣叶交界融合组织直至瓣环,再用血管钳或扩张探条适度扩张至最大允许口径。肺动脉瓣交界切开后,应经肺动脉切口探查右心室流出道,成人应能通过示指,儿童应能通过小指。缝合肺动脉切口,排尽右心内气体后,结扎缝合线。还可采用浅低温体外循环辅助不停跳下行肺动脉直视交界切开术。

(2)肺动脉瓣下狭窄。①手术适应证:单纯漏斗部狭窄有症状者,经右心室流出道压差＞50 mmHg 或右心室收缩压＞80 mmHg 均应手术治疗。②手术方法:胸部正中切口。纵行切开心包,建立体外循环,做右心室流出道斜切口或纵切口,避免损伤粗大的冠状动脉分支血管。显露漏斗部肥厚肌束,切除肥厚的隔束、壁束及肥厚的室上嵴和漏斗部前壁肥厚的肌肉。术毕应探查右心室流出道狭窄解除情况,成人右心室流出道应能通过示指,儿童通过小指。若流出道仍有狭窄,复跳后右心室收缩压或左心室收缩压＞0.65,右心室-肺动脉压＞30 mmHg,则需要用自体心包补片或人工血管补片加宽右心室流出道。若肺动脉瓣环正常,则补片仅局限在右心室流出道。若瓣环小则补片应跨越瓣环加宽。

（3）肺动脉瓣上及其分支狭窄。①手术适应证：中度以上单纯肺动脉瓣上狭窄可引起右心室压力负荷增大，需手术治疗。对于其他先天性心脏病合并的肺动脉瓣上狭窄，即使轻度狭窄，术中也需一并处理，否则会影响手术的远期效果。②手术方法：肺动脉瓣上狭窄的外科治疗在肺动脉壁做切口，延至分叉处，牵开肺动脉壁切口，显露异常的膜样组织或嵴，沿着与肺动脉壁的界线，切除隔膜，补片加宽肺动脉干。左肺动脉近端狭窄的外科治疗：在心包内游离出左肺动脉近侧端，在其前壁做横行切口，用自体心包片加宽。右肺动脉近端狭窄的外科治疗：牵拉开升主动脉嵴上腔静脉，显露狭窄部位。如为长段狭窄或狭窄涉及左、右肺动脉分叉处，显露有困难时，可横行切断升主动脉，即可显露狭窄部位，用自体心包加宽狭窄处，然后再吻合升主动脉。肺动脉分叉部位狭窄伴两侧肺动脉近端均狭窄患者，补片需剪成 T 形加宽较合适，若困难时则用两个补片加宽：一个加宽左、右肺动脉，另一个加宽在主肺动脉上。③术后并发症：a.残余梗阻。一般认为肺动脉瓣切开术后，由于漏斗部狭窄，右心室与肺动脉干收缩压＞40 mmHg，需要切开漏斗部解除梗阻。但也有学者认为患儿血流动力学稳定，尽管右心室压力高，由单纯的肺动脉瓣狭窄术后继发性漏斗部肥厚有逐渐消退的趋势，而且部分病例术后狭窄系漏斗部痉挛所致，在术后短期内手术无很大必要。b.低氧血症：如果存在严重的低氧血症，循环不稳定，排除肺血管阻力高、漏斗部痉挛等原因，行心脏超声检查提示残余右心室流出道梗阻，应行右心室流出道补片扩大术，及时解除梗阻，改善低氧状况。c.肺动脉瓣狭窄术前存在充血性心力衰竭，心脏明显扩大者，术后容易出现心力衰竭；重度肺动脉瓣狭窄术后短时间快速输液过量，可出现急性左心衰竭的表现。

8.预后

右心室功能正常的单纯肺动脉瓣狭窄手术预后良好，长期随访结果甚佳；伴有右心室发育不良或右心室功能衰竭患者术后有一定的死亡率，死亡原因主要为低心排出量综合征、右心衰竭。新生儿危重型肺动脉瓣狭窄远期疗效较婴幼儿、儿童差，再手术率高。左右肺动脉及远端肺血管发育不全者，术后右心室压不能明显缓解，手术死亡率高。

（五）法洛四联症

法洛四联症是最常见的发绀型先天性心脏病，占发绀型先天性心脏病的 70％～75％。男女发病率类似。

1.病理解剖

病理改变包括室间隔缺损、肺动脉狭窄、主动脉骑跨和右心室肥厚。肺动脉狭窄部位包括漏斗部、瓣、瓣环、肺动脉总干及分支,其中以漏斗部及漏斗部伴瓣狭窄多见,单独肺动脉瓣狭窄少见。狭窄的严重程度差异颇大。严重者肺动脉闭锁,可同时伴动脉导管未闭或主动脉与肺动脉间侧支血管形成。胚胎发育早期圆锥间隔异常向左前上方移位是法洛四联症的最根本病理基础,患者均有不同程度的漏斗部狭窄,常为进行性,有些漏斗部呈环形隆起形成狭窄,在狭窄与肺动脉瓣环间构成第三心室。室间隔缺损多位于升主动脉起源部下方,多为对位不良型。主动脉骑跨为相对畸形,骑跨可随主动脉的发育而逐渐加重。右心室肥厚是肺动脉狭窄的代偿性结果,右心室壁增厚可接近或超过左心室。法洛四联症的患儿中,20%～25%表现为右位主动脉弓,约15%伴有卵圆孔未闭或房间隔缺损。另外,该病尚可与动脉导管未闭、双侧上腔静脉、肺静脉畸形引流、右位心等畸形并存。

2.病理生理

病理生理改变主要取决于肺动脉狭窄程度和室间隔缺损的大小。由于肺动脉漏斗部梗阻以及主动脉骑跨,右心室排血阻力增加,不能将腔静脉回流血液全部射入肺动脉,右心室收缩期负荷加重,右心室压力增高,导致发生代偿性肥厚,进而可使右心房压力增高,右心房也可扩大,肺动脉压降低。由于室间隔缺损,骑跨的主动脉接受左右心室的混合血输送至全身,临床表现为发绀。发绀与肺动脉狭窄程度和室间隔缺失大小相关,肺动脉狭窄愈重和室间隔缺损愈大,则右向左的分流量愈大,发绀也愈重。因肺循环血流量明显减少,血氧交换不足,也可导致发绀。肺动脉愈狭窄,肺血流量愈少,缺氧愈严重,代偿性侧支循环愈增多。在6个月以下的婴儿,常因动脉导管保持开放,使较多血液流入肺部进行氧合,故发绀可不明显。若肺动脉狭窄不严重,右心室压力较左心室低,患者安静时可出现左向右分流,无持续性发绀表现,称为"无发绀法洛四联症"。

3.临床表现

临床症状的严重程度与肺动脉狭窄的严重程度成正比。典型病例在出生后6个月至1年间因动脉导管闭合,发绀逐渐加重,常表现在唇、指(趾)甲、耳垂、鼻尖、口腔黏膜等毛细血管丰富的部位。严重者出生后不久即出现症状。由于缺氧,患儿表现为呼吸急促,哭闹、吃奶及活动后加剧,发绀也加重。2岁以下的小儿可有缺氧发作,常在清晨喂奶时、睡醒后及大便后突然出现阵发性呼吸困难,表现为呼吸加快、加深,发绀逐渐加重,若持续时间较长可致神志不清、惊厥、偏瘫,偶致死亡。发作原因可能为右心室漏斗部肌肉痉挛使肺动脉血流进一步减少,引起脑缺氧,酸中毒、情绪激动、贫血常为诱因。患儿喜取屈曲位睡眠,约

80％的年长儿可出现活动后蹲踞(或蹲坐)现象。由于蹲踞时下肢屈曲,增加体循环阻力,使右向左分流减少,从而增加肺血流量;此外,下肢屈曲使静脉回心血量减少,可使心室水平左向右分流增加,从而使动脉血氧饱和度升高。虽然右心室后负荷很大,但室间隔缺损的存在可起到调整双室压力的作用,故很少发生心力衰竭。缺氧可引起代偿性红细胞增多、血液循环量增多和侧支循环增多,故呼吸道黏膜下微血管有扩张现象,血管破裂可致鼻出血与咯血。

体格检查时,一般患儿生长发育稍迟缓。由于体循环含有静脉血,表现为中央性发绀,眼结膜充血,咽部黏膜呈紫色,常出现地图舌,齿龈易出血。心前区隆起,心界不大,胸骨左缘第2～4肋间可闻及漏斗部狭窄的粗糙喷射性收缩期杂音,部分伴有收缩期震颤。杂音最响部位的高低与肺动脉狭窄类型有关,杂音的响度和狭窄程度成反比,狭窄愈重则右心室血流分流至骑跨的主动脉增多,进入肺动脉血流越少,肺动脉瓣第二音减弱或消失。部分病例可闻及来自主动脉瓣的亢进的第二音。狭窄极严重者或在缺氧发作时,可听不到杂音。有时可听到侧支循环的连续性杂音。发绀可持续6个月以上,由于组织缺氧,指(趾)端毛细血管扩张与增生,致使局部软组织及骨组织增生肥大,出现杵状指(趾)。

法洛四联症常见并发症为脑血栓形成、脑脓肿及感染性心内膜炎。

4.辅助检查

(1)X线检查:心影正常或稍大,右心室增大,有时右心房也增大。典型者前后位心影呈靴状,即心尖圆钝上翘,心腰凹陷。肺门血管阴影细小稀疏,肺野清晰缺血。年长儿肺野可出现网状侧支循环影。

(2)心电图:新生儿出生3～4天后出现 V_{3R}、V_{4R} 及 V_1 导联 T 波持续直立者是一种右心室肥厚的早期表现。典型病例示电轴右偏,右心室肥大,V_1 呈 Rs 或 R 型,V_3 呈 Rs 型,严重者 V_1 呈 Rs 或 qR 型,TV_1 直立,V_3 呈 rS 型,PII 波可高尖。

(3)超声心动图:二维超声示主动脉前壁与室间隔连续中断,室间隔位于主动脉前后壁间,主动脉增宽骑跨,右心室流出道及肺动脉狭窄,右心室增大,右心室前壁增厚,左心室内径缩小。多普勒彩色血流显像可见右心室直接将血液注入骑跨的主动脉及狭窄的肺动脉。

(4)心导管检查:右心室压力明显增高,可与体循环压力相等,而肺动脉压力明显降低。此外,部分患儿心导管可直接通过室间隔缺损插入左心室或主动脉。股动脉血氧饱和度明显降低,常<80％。

(5)心血管造影:选择性右心室造影可了解室间隔缺损部位及大小,主动脉与左、右心室早期显影,主动脉增宽及骑跨程度,右心室流出道、肺动脉狭窄的部位、程度和类型以及肺动脉分支情况。必要时通过左心室及主动脉造影、冠状动脉造影可进一步了解左心室发育情况及冠状动脉的走向等,对制订手术方案有较大帮助。

5.诊断及鉴别诊断

根据临床症状、X线、心电图、超声心动图表现,并结合右心导管检查及造影可确定诊断。需注意与严重肺动脉瓣狭窄、完全性大动脉转位、三尖瓣闭锁、艾森曼格综合征等其他发绀型先天性心脏病鉴别。

(1)严重的单纯肺动脉瓣狭窄:虽然幼年即可出现发绀,但常伴充血性心力衰竭,X线片示肺动脉段明显凸出。心导管检查示右心室压力常超过体循环,连续曲线的形态属瓣膜部狭窄型。造影检查可见狭窄的肺动脉瓣及瓣后扩张现象,但无室间隔缺损存在。

(2)完全性大动脉转位:出生后即有明显发绀,心脏呈进行性增大,早期出现心力衰竭,X线正位片示上纵隔较狭窄而左前斜位片则变宽,肺野充血。

(3)三尖瓣闭锁:心电图示电轴左偏及左心室肥大等。

6.内科治疗

TOF都需要外科治疗,内科治疗时需及时控制呼吸道感染,防治感染性心内膜炎,预防脱水及并发症,重症病例可用β受体阻滞剂以减轻右心室流出道梗阻,预防缺氧发作。缺氧发作的处理方法:轻者使之取胸膝体位即可缓解;重者可给予静脉注射普萘洛尔,每次 0.1 mg/kg,或去氧肾上腺素(新福林),每次 0.05 mg/kg。必要时皮下注射吗啡,每次 0.1～0.2 mg/kg。氧气吸入,并及时纠正酸中毒,静脉注射 5% 碳酸氢钠 1.5～5.0 mL/kg。普萘洛尔 0.25～1.0 mg/kg,每 6 小时口服,可预防再次缺氧发作。注意去除引起缺氧发作的诱因,如贫血、感染等。

7.外科治疗

多数 TOF 患儿出生时体循环血氧饱和度满意无须紧急手术治疗,但低血氧逐渐进展,当体循环血氧饱和度降至 75%～80% 时必须手术干预。缺氧发作的出现通常是手术指征,应在婴儿期尽早手术,尤其是频繁缺氧发作的患儿应进行急诊手术。

单纯 TOF 首选一期根治手术,适用于左心室发育较好,同时肺动脉狭窄相对较轻的患儿。手术指征通常为:左心室舒张末期容积指数 $\geqslant 30$ mL/m^2;McGoon 比值 $\geqslant 1.2$;或肺动脉指数 $\geqslant 150$ mm^2/m^2。但随着外科、麻醉、体外循环灌注及围术期处理技术的改进和手术效果的提高,TOF 根治术的适应证逐渐放宽,一期根治手术时机逐渐趋于小龄化。多数医疗中心提倡1岁以内行择期手术,但也有学者主张在3~6月龄即可行手术治疗。早期手术有利于保护右心室功能;促进肺动脉特别是周围肺动脉的发育和生长;减慢慢性低氧血症对心脏和神经系统的损害;避免患儿术后晚期心律失常和猝死。

一期根治手术方式包括室间隔缺损修补与漏斗部疏通或同时肺动脉瓣切开、右心室流出道补片扩大术、右心室-肺动脉心外管道连接术。

重症TOF患儿适应证:①左心室发育过小;②肺动脉狭窄严重且延长到远端部位;③冠状动脉畸形难以施行右心室流出道补片扩大;④其他严重心内畸形等均应先行姑息手术。其目的为增加肺部血流,消除和改善发绀等症状,扩大肺血管床,促进肺血管发育,为二期根治手术做准备。姑息手术包括:①经典或改良的锁骨下动脉-肺动脉分流术。②升主动脉-肺动脉分流术、降主动脉-肺动脉分流术,由于较难控制分流量和肺动脉高压以及在二期根治术时拆除困难,多数心脏中心已废除。③中心分流术(改良Brock手术):保留室间隔缺损的右心室流出道补片扩大,由于肺血流突然增多可造成严重的充血性心力衰竭和肺水肿,目前已较少应用。④肺动脉瓣球囊扩张术:该方法适用于局限的肺动脉瓣水平狭窄,通过适度地扩张肺动脉瓣来增加肺血流量,促进肺血管的发育。对有肌性狭窄病例,加用血管支架会有更好的效果。此手术方式已在一些心脏中心开展,效果良好,但球囊扩张操作时有诱发缺氧发作、室性心律失常甚至心室颤动的可能。

8.术后主要并发症及处理原则

(1)低心排血量综合征:是TOF术后最常见的并发症。常见的原因有术后血容量不足、心内畸形矫治不满意、灌注技术不良、心肌保护差,或适应证选择不当及心脏压塞等。这种情况恢复常常需要数天。可予以适用正性肌力药物,增加心肌收缩力,改善循环;加强利尿;延长呼吸机辅助时间;对于原因不明确的应考虑二次手术干预。

(2)呼吸窘迫综合征:主要是由于患儿肺血管发育不良,体肺侧支循环丰富而术中未能及时处理,术中肺过度灌注致肺间质水肿,肺换气功能严重受损、左心引流不畅、回血过多。术后室间隔缺损残余分流较大等。对于肺内存在循环较多者术中采用深低温低流量转流,保证左心引流通畅,术后严格控制液体入量,提高胶体渗透压,呼吸末正压通气,充分给氧,积极纠正酸中毒,维持电解质平衡,适当延长使用呼吸机呼吸时间。

(3)心律失常:术后早期由于心肌创伤、缺氧、酸中毒、电解质紊乱等均可引起心律失常。交界性异位心动过速在TOF术后发生率较高,当出现血流动力学紊乱时必须进行治疗,如体温控制在 34～35 ℃,改善通气,纠正电解质及酸碱紊乱,必要时使用抗心律失常药物(胺碘酮、普鲁卡因等)。Ⅲ度房室传导阻滞的发病率近年来已逐渐减少。一旦发生,术中即安置临时起搏器,非器质性损伤多能在 3～5 天恢复,1 个月以上不能恢复者应考虑安装永久起搏器。

(4)室间隔缺损残余分流:TOF 患儿对残余室间隔缺损的耐受性差,一些小的残余分流(直径 3～4 mm)对于 TOF 患儿即可产生较大的血流动力学影响,这可能与同时存在的肺动脉瓣反流、心室顺应性差、左心室容量减少等因素有关。术后予以强心利尿,对于术后血流动力学不稳定的患儿,残余分流直径在 3～4 mm 或以上时予以外科手术干预。

(5)右心室流出道残余狭窄:多是由流出道疏通不满意或补片加宽不够所致,对于梗阻压差＞50 mmHg 或 PP：PS≥0.7 时应考虑外科手术干预。

(6)瓣膜关闭不全:TOF 术后常合并肺动脉瓣和三尖瓣关闭不全,是 TOF 术后最主要的晚期并发症,也是最常见的再手术指征。严重的肺动脉瓣关闭不全可增加右心室容量负荷,引起右心衰竭。采用右心室流出道单瓣补片或带瓣管道在丧失功能之前能够维持较满意的心功能。三尖瓣关闭不全往往是手术损伤所致,术中应避免过度牵拉损伤三尖瓣,如有关闭不全应予以成形,以免术后影响心功能。另外,主动脉瓣关闭不全往往也是手术损伤所致,严重的可能需要进行主动脉瓣成形或置换。

9.预后

近年来,国内外大量基础和临床实践资料表明,TOF 手术死亡率逐渐下降。目前,较先进的心脏中心 TOF 根治术死亡率均降至 1％左右,但合并畸形严重,肺动脉发育严重不良及左心室发育不良者死亡率可达 17％左右。再手术率达 25％左右,主要包括修复左右心室流出道狭窄、残余右心室流出道梗阻、残余室间隔缺损等。术后大部分患儿长期效果满意,80％患者心功能良好,能够从事正常活动。

(六)完全性大动脉转位

完全性大动脉转位是指房室连接一致,而心室大动脉连接不一致,即解剖右心室与主动脉连接,解剖左心室与肺动脉连接,是新生儿期最常见的发绀型先天性心脏病,占先天性心脏病总数的 5％～7％,居发绀型先天性心脏病的第二位,男女患病之比为(2～4)：1。患有糖尿病母亲所生婴儿的本病发病率较正常母亲所生婴儿高 11.4 倍,妊娠初期使用过激素及抗惊厥药物的孕妇发病率较高。若不治疗,约 90％的患儿在 1 岁内死亡。

1.病理解剖

胚胎期动脉干间隔不呈螺旋形而呈垂直方向分隔及动脉下圆锥吸收异常。主动脉瓣下圆锥发达,未被吸收,主动脉位于右前上方;肺动脉瓣下圆锥萎缩,肺动脉位于左后下方,使肺动脉向后连接左心室,主动脉向前连接右心室。主动脉瓣下因有圆锥存在,与三尖瓣间呈肌性连接;肺动脉瓣下无圆锥结构存在,与二尖瓣呈纤维连接。常合并的畸形有室间隔缺损、房间隔缺损或卵圆孔未闭、动脉导管未闭及肺动脉狭窄等。

2.病理生理

完全性大动脉转位若不伴其他畸形,则形成两个并行循环。上、下腔静脉回流的静脉血通过右心射至转位的主动脉供应全身,而肺静脉回流的氧合血则通过左心射入转位的肺动脉到达肺部。患者必须依靠心内交通(卵圆孔未闭、房间隔缺损、室间隔缺损)或心外交通(动脉导管未闭、侧支血管)进行血液混合而存活。本病血流动力学改变取决于是否伴有其他畸形,左右心血液混合程度及肺动脉是否狭窄。根据是否合并室间隔缺损及肺动脉狭窄可将完全性大动脉转位分为三大类。

(1)完全性大动脉转位并室间隔完整:右心室负荷增加而扩大肥厚,出生后随着肺血管阻力下降、左心室压力降低,室间隔常偏向左心室。体、肺循环仅靠未闭的卵圆孔及动脉导管混合,故发绀、缺氧严重。

(2)完全性大动脉转位合并室间隔缺损:完全性大动脉转位伴室间隔缺损可使左右心血液沟通混合较多,使发绀减轻,但肺血流量增加可导致心力衰竭。

(3)完全性大动脉转位合并室间隔缺损及肺动脉狭窄:血流动力学改变类似法洛四联症。

3.临床表现

临床表现主要为严重缺氧、代谢性酸中毒及充血性心力衰竭。若体循环、肺循环血液混合很少,患儿在出生后1周内即有严重发绀、气促,随着年龄增长及活动量增加,发绀逐渐加重。出生后3～4周婴儿可出现喂养困难、多汗、气促、肝大和肺部细湿啰音等进行性充血性心力衰竭症状。体格发育差,早期(一般在6个月)出现杵状指(趾)。生后心脏可无明显杂音,但有单一的、响亮的第二心音(为贴近胸壁的主动脉瓣关闭音)。若伴有大的室间隔缺损、大的动脉导管或存在肺动脉狭窄等可听到相应畸形所产生的杂音。一般伴有大型室间隔缺损者早期出现心力衰竭伴肺动脉高压;但伴有肺动脉狭窄者则发绀明显而心力衰竭少见。

4.辅助检查

(1)X线检查:由于主、肺动脉干常呈前后位排列,故正位片示上纵隔大动脉阴影狭小,而侧位片则示上纵隔阴影增宽。心影呈"蛋形"。在一般情况下,肺血流量明显增加,肺野充血,肺纹理增多,伴肺动脉狭窄时则肺野呈缺血现象,肺纹理减少。

(2)心电图:新生儿期可无特殊改变。生后数天右胸导联可出现T波直立的右心室肥厚征。婴儿期示电轴右偏,右心室肥大,并常有右心房肥大的肺型P波。V_1常示qR波,V_2示RS波。伴肺血流量明显增加时则电轴也可正常或左偏,双心室肥大。

(3)超声心动图:二维超声显示房室连接正常,心室大动脉连接不一致,主动脉常位于右前,发自右心室,肺动脉位于左后,发自左心室,可建立诊断。彩色及频谱多普勒超声检查有助于心内分流方向、大小的判定及合并畸形的检出。

(4)心导管检查及心血管造影:导管可从右心室直接插入主动脉,右心室压力与主动脉相等。也有可能通过卵圆孔或房间隔缺损到左心腔再入肺动脉,肺动脉血氧饱和度高于主动脉。选择性右心室造影时可见主动脉发自右心室,左心室造影可见肺动脉发自左心室。选择性升主动脉造影可显示大动脉的位置关系,判断是否合并冠状动脉畸形。

5.诊断及鉴别诊断

根据临床症状、X线检查、心电图、超声心动图表现,并结合右心导管检查及造影,特别是超声心动图检查及选择性心血管造影,可做出正确诊断。需注意与其他发绀型先天性心脏病鉴别。

(1)完全性肺静脉异位引流:发绀常较轻,X线胸片可示"8"字形心影,超声心动图可见肺静脉进入左心房,心导管结果与大动脉转位有明显不同。

(2)法洛四联症:发绀较轻,喜蹲踞,X线胸片常示"靴形"状心影,肺野清晰。超声、心导管检查均有助于鉴别。

6.内科治疗

内科治疗首先纠正低氧血症、代谢性酸中毒等。

7.外科治疗

(1)姑息疗法。①球囊房隔成形术:缺氧严重而又不能进行根治手术时可行球囊房隔造口或房间隔缺损扩大术,使血液在心房水平大量混合,提高动脉血氧饱和度,使患儿存活并适合行根治手术。若患儿年龄超过3个月,房间隔缺损边缘可能已有增厚则不易扩开,效果不佳。②肺动脉环缩术:完全性大动脉转位伴大型室间隔缺损者,易伴发肺动脉高压,死亡率较高,且一时无条件根治者,可在6个月内做肺动脉环缩术,预防充血性心力衰竭以及肺动脉高压引起的肺血管病变。方法是用涤纶或四氟乙烯条绕过近心端的肺动脉干,收紧至肺动脉压约下降至原来的1/2。此方法可促进解剖左心室发育,为二期行大动脉转换术做准备。③闭式房间隔切开术:适用于出生3个月以上婴儿行 Rashkind 术效果不佳者。手术经右胸第5肋间外侧切口进胸,切开右心房壁和左心房肺静脉入口处,并剪除房间隔组织1.5~2 cm,缝合两心房切口。术后患儿发绀可改善。④体-肺动脉分流术:大动脉错位伴严重肺动脉干狭窄及室间隔缺损并且体循环血氧饱和度低的患儿通过此手术可使主动脉内含有体静脉的血通过分流进入肺循环,提高血氧饱和度。手术方法为在右头臂干与右肺动脉间用人造血管做搭桥术。

(2)根治手术:①生理纠治术又称心房内改道术,可在出生后1~12个月进行,即用心包膜及心房壁在心房内建成板障,将体循环的静脉血导向二尖瓣口而入左心室,并将肺静脉的回流血导向三尖瓣口而入右心室,形成房室连接不一致及心室大血管连接不一致,以达到生理上的纠治。Mustard 手术优点在于手术操作简单、死亡率低、近期效果满意;缺点则是远期腔静脉入口补片缝合处易发生不同程度梗阻和心律不齐。术后常见的并发症为腔静脉回流梗阻、心律失常及三尖瓣反流。术后应使用镇静药及肌松药保持患儿绝对安静;严密观察血压、心房压及肺动脉压;呼吸机辅助通气,及时调整内环境,保持电解质及酸碱平衡;适当的予以正性肌力药支持心功能;待病情平稳后拔除气管插管。资料显示约40%患儿术后可正常生活,30%不受约束担忧心律失常或三尖瓣反流。晚期死亡率约15%。Senning 手术与 Mustard 手术不同点在于其利用患儿自身心房壁组织切开后移位缝合形成血流改道的管道,如此形成的管道可随患儿年龄增长而增大,不致形成腔静脉回流梗阻,引起术后心律失常也较 Mustard 少见。②解剖纠正手术又称大动脉转位术。可在出生后4周内进行,即主动脉与肺动脉切断后互相转接及冠状动脉移植到转位后的主动脉上来达到解剖关系上的纠正。有时因病情需要可先行肺动脉环缩术,已达到减轻肺充血、肺动脉高压及促进左心室发育的目的,一般待术后2~4周再行大动脉转位术。其基本条件为:无左心室流出道梗阻及肺动脉瓣狭窄;左心室发育尚可(左心室、右心室压力比>0.85),左心室射血分数>0.45,左心室舒张末期容量>正常的90%,左心室后壁厚度>4 mm,室壁张力<12 000 dyn/cm;无影响冠状动脉移植的冠状动脉畸形;无梗阻性肺血管疾病,肺血管阻力<4 Wood 单位/m²。③Rastelli 手术:又

称右心室至肺动脉带瓣管道架接术。适用于大动脉转位同时伴有大型室间隔缺损和肺动脉狭窄的病例,或用于做过肺动脉环缩术的大动脉转位病例并有解除环缩后肺动脉存在瘢痕不能达到满意松解者。在小儿取带瓣管道以同种超低温保存的主动脉或肺动脉为好,可减轻钙化或纤维化所致的阻塞及延长瓣膜的耐用期。

8.预后

新生儿期未经治疗者由于缺氧、酸中毒及心力衰竭,绝大多数死于生后 1 个月内。伴发畸形者,分流愈多,体循环中混合动脉血氧饱和度愈高,存活时间愈长。近年来,姑息疗法及矫治手术的迅速发展,使完全性大动脉转位患儿的预后大为改观。

第二节　病毒性心肌炎

一、概述

病毒性心肌炎即由病毒侵犯心脏所引起的以心肌炎性病变为主要表现的疾病,有时病变也可累及心包或心内膜,其病理特征为心肌细胞的变性、坏死。儿童期的发病率尚不确切。国外资料显示在因意外事故死亡的年轻人尸体解剖中检出率为 4% 左右。流行病学资料显示,儿童中可引起心肌炎的常见病毒有柯萨奇病毒(B组和 A 组)、埃可病毒、脊髓灰质炎病毒、腺病毒、传染性肝炎病毒、流感和副流感病毒、麻疹病毒及单纯疱疹病毒以及流行性腮腺炎病毒等。值得注意的是,新生儿期柯萨奇病毒 B 组感染可导致群体流行,其死亡率可高达50% 以上。

二、发病机制

本病的发病机制尚不完全清楚,但随着分子病毒学、分子免疫学的发展,认为涉及病毒对被感染的心肌细胞的直接损害和病毒触发人体自身的免疫反应而引起的心肌损害。在病毒性心肌炎急性期柯萨奇病毒和腺病毒对细胞的直接损害与心肌细胞的受体有关,病毒通过受体引起病毒复制和细胞变性,导致细胞坏死溶解。机体的细胞和体液免疫反应使机体产生抗心肌抗体,通过白介素-1α、肿瘤坏死因子 α 和 γ 干扰素诱导产生的细胞黏附因子,促使免疫细胞有选择地向损害的心肌组织黏附、浸润。

三、临床表现

(一)症状

症状轻重不一,取决于年龄和感染的急性或慢性过程,预后大多良好。部分患者起病隐匿,有乏力、活动受限、心悸、胸痛等症状,少数重症患者可发生心力衰竭,并发严重心律失常、心源性休克,甚至猝死。部分患者呈慢性进程,演变为扩张性心肌病。新生儿患病时病情进展快,常见高热、反应低下、呼吸困难和发绀症状,常有神经、肝脏和肺的并发症。

(二)体征

心脏轻度扩大,伴心动过速、心音低钝及奔马律,可导致心力衰竭及昏厥等。反复心力衰竭者,心脏明显扩大,肺部出现湿啰音,肝脾大,呼吸急促和发绀。重症患者可突然发生心源性休克,脉搏细弱,血压下降。

四、辅助检查

(一)心电图

心电图可见严重心律失常,包括各种期前收缩、室上性和室性心动过速、房颤、室颤、Ⅱ度或Ⅲ度房室传导阻滞。心肌受累明显时可见 T 波降低、ST-T 段改变,但是心电图缺乏特异性,强调动态观察的重要性。

(二)血生化指标

血清肌酸磷酸激酶(CPK)在早期多有增高,其中以来自心肌的同工酶(CK-MB)为主。血清乳酸脱氢酶(SLDH)同工酶增高在心肌炎早期诊断有提示意义。心肌肌钙蛋白(cTnI 或 cTnT)的变化对心肌炎诊断的特异性更强。

(三)超声心动图检查

超声心动图检查可显示心房、心室扩大,心室收缩功能受损程度,可观察有无心包积液以及瓣膜功能损害。

(四)病毒学诊断

疾病早期可从咽拭子、咽冲洗液、粪便、血液中分离出病毒,但需结合血清抗体测定才更有意义。恢复期血清抗体滴度比急性期增高 4 倍以上,病程早期血中特异性 IgM 抗体滴度在 1∶128 以上,利用聚合酶链反应或病毒核酸探针原位杂交自血液或心肌组织中查到病毒核酸可作为某一型病毒存在的依据。

(五)心肌活检

心肌活检仍被认为是诊断的金标准,但由于取样部位的局限性,阳性率仍然不高,而且因为具有创伤性而限制了其临床应用。

五、治疗

(一)休息

患者急性期需卧床休息,减轻心脏负荷。

(二)药物治疗

1.抗病毒治疗

对仍处于病毒血症阶段的早期患者,可选用抗病毒治疗,但疗效不确定。

2.改善心肌营养

1,6-二磷酸果糖可改善心肌能量代谢,促进受损细胞的修复,常用剂量为100～250 mg/kg,静脉滴注,疗程10～14天。同时可选用大剂量维生素C、辅酶Q_{10}、维生素E、中药生脉饮、黄芪口服液等。

3.大剂量丙种球蛋白

通过免疫调节作用减轻心肌细胞损害,剂量为2 g/kg,静脉滴注。

4.糖皮质激素

一般病例不主张使用。对重型患者合并心源性休克、致死性心律失常(Ⅲ度房室传导阻滞、室性心动过速)、心肌活检证实慢性自身免疫性心肌炎症反应者需足量、早期应用,可用氢化可的松10 mg/(kg·d)。

5.抗心力衰竭治疗

治疗可根据病情联合应用利尿剂、洋地黄、血管活性药物,应特别注意用洋地黄时饱和量应较常规剂量减少,并注意补充氯化钾,以避免洋地黄中毒。

第三节　心　律　失　常

正常情况下,心搏的冲动起源于窦房结,经结间束传至房室结,再经希氏束传至左、右束支,并通过普肯耶纤维网与心肌纤维相连。心搏冲动的频率、起源及传导的异常均可形成心律失常。小儿心律失常的病因及各种心律失常的发生率与成人不尽相同。在小儿,窦性心律不齐最常见,其次为各种期前收缩,阵发性室上性心动过速亦不少见;心房颤动、心房扑动及完全性束支传导阻滞较少见。先天性完全性房室传导阻滞以及先天性心脏病术后心律失常较成人多见。

一、窦性心律失常

(一)窦性心动过速

1.概述

新生儿心率超过 200 次/分,婴儿超过 150 次/分,年长儿超过 120 次/分,即为心动过速;P 波为窦性,是为窦性心动过速。

2.病因

窦性心动过速是一种代偿性反应,往往出现在发热、哭闹、运动或情绪紧张时。若发生在睡眠时,则应详细检查其原因,如贫血、慢性传染病、先天性心脏病、心肌炎、风湿热、心力衰竭、甲状腺功能亢进以及应用肾上腺素或阿托品情况等。

3.临床表现

正常时小儿心率波动较大,一般随年龄增长心率减慢。新生儿期窦房结可以发放高达 190 次/分的冲动。这种快速心率常是发生于患儿对外界刺激的反应,如情绪激动、发热、贫血、过度活动和劳累等。

4.心电图检查

心电图检查表现为每个 QRS 波前均有 P 波,P-Q 间期、Q-T 间期均在正常范围内。但婴儿在烦躁、哭闹时,窦性心动过速甚至超过每分钟 200 次,此时心电图可出现 T 波与 P 波重叠或融合,需与阵发性心动过速相鉴别。窦性心动过速的频率为逐渐增快的,P-P 间隔略有不匀齐,刺激迷走神经、压迫颈动脉窦可使心率稍减慢。

5.治疗

本病可根据病因治疗或加用镇静剂。洋地黄类药物对心力衰竭所引起的窦性心动过速,可控制心力衰竭而减慢心率;而对其他原因所引起的窦性心动过速则无效。普萘洛尔对甲状腺功能亢进所致的心动过速效果较好。

(二)窦性心动过缓

1.概述

新生儿心率<90 次/分,婴儿<80 次/分,年长儿<60 次/分为心动过缓。P 波为窦性,是为窦性心动过缓。

2.病因

窦性心动过缓常是因迷走神经张力过高或窦房结受损害引起。

3.临床表现

窦性心动过缓可见于健康小儿,也可见于甲状腺功能低下和颅内压增高的患者,如脑出血、脑肿瘤、脑膜炎等,应用洋地黄、利血平时,心率也可缓慢。持久性心动过缓可为病态窦房结综合征之早期症状,应密切观察。

4.心电图检查

心电图检查表现为 QR 间期延长,Q-T 间期正常。在心率缓慢时常有逸搏发生。

5.治疗

本病一般针对原发病治疗。

(三)窦性心律不齐

1.概述

窦性心律不齐指脉搏在吸气时加速而在呼气时减慢,是小儿时期常见的生理现象。

2.病因

病因大多属于生理现象。在早产儿中尤其多见,特别是伴有周期性呼吸暂停者。游走性心律在儿科多见,为窦房结起搏点在窦房结内或窦房结与房室结之间游走不定,P 波形态及 P-R 间期呈周期性改变,常伴有窦性心律不齐。其临床意义同窦性心律不齐。

3.临床表现

临床表现为心律不规则,主要由于迷走神经张力变化影响窦房结起搏的频率。多数与呼吸有关,吸气时心率增快,呼气时相反。因此,加深呼吸、发热、惊厥以及应用增强迷走神经张力的药物如地高辛时,心律不齐症状更明显;活动、屏气和应用阿托品后可消除心律不齐。

4.心电图检查

心电图检查表现为窦性 P 波,P-R 间期正常,P-P 间距不一致,相差>0.12 秒。

5.治疗

一般无须要特殊处理。

二、异位心律

(一)期前收缩

1.概述

期前收缩是由心脏异位兴奋灶发放的冲动所引起,为小儿时期最常见的心律失常。异位起搏点可位于心房、房室交界或心室组织,分别引起房性、交界性及室性期前收缩,其中以室性期前收缩为多见。

2.病因

本病常见于无器质性心脏病的小儿,可由疲劳、精神紧张、自主神经功能不稳定等所引起,但也可发生于心肌炎、先天性心脏病或风湿性心脏病。有些药物如拟交感胺类、洋地黄、奎尼丁中毒及缺氧、酸碱平衡紊乱、电解质紊乱、心导管检查、心脏手术等均可引起期前收缩。健康学龄儿童中1‰～2‰有期前收缩。

3.临床表现

临床表现常缺乏主诉。年长儿可述心悸、胸闷。期前收缩次数因人而异,同一患儿在不同时间亦可有较大出入。某些患儿于运动后心率增快时期前收缩减少,但也有反而增多者。前者常提示无器质性心脏病,后者则可能有器质性心脏病。

4.心电图检查

(1)房性期前收缩心电图特征:①P'波提前,并可与前一心动的T波重叠;②P'-R间期在正常范围;③期前收缩后代偿间隙不完全;④如伴有变形的QRS波则为心室内差异传导所致。

(2)交界性期前收缩心电图特征:①QRS波提前,形态、时限与正常窦性基本相同;②期前收缩所产生的QRS波前或后有逆行P'波,P'-R间期<0.10秒。有时P'波可与QRS波重叠,而辨认不清;③代偿间歇往往不完全。

(3)室性期前收缩心电图特征:①QRS波提前,其前无异位P波;②QRS波宽大、畸形,T波与主波方向相反;③期前收缩后多伴有完全代偿间歇。

5.治疗

一般认为若期前收缩次数不多,无自觉症状,或期前收缩虽频发呈联律性,但形态一致,活动后减少或消失无须用药治疗。有些患者期前收缩可持续多年,但不少患者最终自行消退。对在器质性心脏病基础上出现的期前收缩或有自觉症状、心电图上呈多源性者,则应予以抗心律失常药物治疗。根据期前收缩的不同类型选用药物。可服用普罗帕酮或普萘洛尔等β受体阻滞剂。房性期前收缩若用之无效可改用洋地黄类。室性期前收缩必要时可选用利多卡因、美西律和莫雷西嗪等。同时应积极治疗原发病。

(二)阵发性室上性心动过速

1.概述

阵发性室上性心动过速是小儿最常见的异位快速性心律失常,是指异位激动在希氏束以上的心动过速,主要由折返机制造成,少数为自律性增高或平行心律。本病可发生于任何年龄,容易反复发作,但初次发病以婴儿时期多见。

2.病因

阵发性室上性心动过速可发生在先天性心脏病、预激综合征、心肌炎、心内膜弹力纤维增生症等疾病基础上,但多数患儿无器质性心脏疾病。感染为常见诱因,但也可因疲劳、精神紧张、过度换气、心脏手术时和手术后、心导管检查而诱发。

3.临床表现

患者常突然烦躁不安,面色青灰,皮肤湿冷,呼吸增快,脉搏细弱,常伴有干咳,有时呕吐。年长儿还可自诉心悸、心前区不适、头晕等。发作时心率突然增快在160~300次/分,多数在200次/分以上,一次发作可持续数秒钟乃至数日。发作停止时心率突然减慢,恢复正常。此外,听诊时第一心音强度完全一致,发作时心率较固定而规则,阵发性等为本前病的特征。发作持续超过24小时者,易引发心力衰竭。

4.心电图检查

P波形态异常,往往较正常时小,常与前一心动的T波重叠,以致无法辨认。如能见到P波则P-R间期常在0.08~0.13秒。QRS波形态同窦性。发作持续时间较久者,可有暂时性ST段及T波改变。部分患儿在发作间歇期可有预激综合征表现。发作的突然起止提示这类心律失常。以往的发作史对诊断也很有帮助。体格检查心律绝对规则、匀齐,心音强度一致,心率往往超出一般窦性范围,再结合上述心电图特征,诊断不太困难,但有时需与窦性心动过速及室性心动过速相鉴别。

5.治疗

(1)兴奋迷走神经终止发作。①刺激咽部:对无器质性心脏病,无明显心力衰竭者可先用此方法,以压舌板或手指刺激患儿咽部,使之产生恶心、呕吐及使患儿深吸气后屏气。②压迫颈动脉窦法:以上方法均无效时可试用此法,在甲状软骨水平可扪及颈动脉搏动,以大拇指向颈椎方向压迫,先压迫右侧,时间为10~20秒,如无效可用同样方法再试压左侧,但禁忌两侧同时压迫。一旦心律转为正常,便停止压迫。③潜水反射法:用于年长儿或婴儿,将5℃左右冷水毛巾敷于面部15秒左右。年长儿可令其吸气后屏气,将面部浸入5℃冷水,未终止者可停数分钟后重复。

(2)药物治疗:以上方法无效或当即有效但很快复发时,可考虑下列药物治疗。①洋地黄类药物:对病情较重,发作持续24小时以上,有心力衰竭者,宜首选洋地黄类药物。此药能增强迷走神经张力,减慢房室交界处传导,并能增强心肌收缩力,控制心力衰竭。室性心动过速或洋地黄中毒引起的室上性心动过速禁用此药。低钾、心肌炎、阵发性室上性心动过速伴房室传导阻滞或肾功能减退者慎用。②β受体阻滞剂:可试用普萘洛尔小儿静注剂量为每次0.01~0.15 mg/kg,以

5％葡萄糖溶液稀释后缓慢静脉推注,不少于5～10分钟,必要时每6～8小时重复1次。重度房室传导阻滞伴有哮喘及心力衰竭患者禁用。③维拉帕米:为选择性钙离子拮抗剂。抑制钙离子进入细胞内,疗效显著。不良反应为血压下降,并可加重房室传导阻滞。剂量为每次0.1 mg/kg,静脉滴注或缓慢静脉推注,不超过1 mg/min。④升压药物:通过升高血压,使迷走神经兴奋对阵发性室上性心动过速伴有低血压者更适宜。常用制剂有甲氧明(美速克新命)、去氧肾上腺素(新福林)等。因为会增加心脏后负荷,需慎用。

(3)电学治疗:对于个别药物疗效不佳者,除洋地黄中毒外可考虑用直流电同步电击转律。有条件者可使用经食管心房调搏或经静脉右心房内调搏终止室上速。

(4)射频消融术:药物治疗无效,发作频繁,逆传型房室折返型可考虑使用此方法。

三、室性心动过速

(一)概述

室性心动过速是指起源于希氏束分叉处以下的3个以上宽大畸形QRS波组成的心动过速。

(二)病因

本病可由心脏手术、心导管检查、严重心肌炎、先天性心脏病、感染、缺氧、电解质紊乱等原因引起,但不少病例没有明确病因。

(三)临床表现

本病与阵发性室上性心动过速相似,但症状比较严重。小儿烦躁不安、苍白、呼吸急促。年长儿可主诉心悸、心前区疼痛,严重病例可有晕厥、休克、充血性心力衰竭等。发作短暂者血流动力学的改变较轻;发作持续24小时以上者则可发生显著的血流动力学改变。体检发现心率增快,常在150次/分以上,节律整齐,心音可有强弱不等现象。

(四)心电图检查

心电图特征:①心室率常在150～250次/分。QRS波宽大畸形,时限增宽。②T波方向与QRS波主波相反。P波与QRS波之间无固定关系。③Q-T间期多正常,可伴有Q-T间期延长,多见于多形性室速。④心房率较心室率缓慢,有时可见到室性融合波或心室夺获。心电图是诊断室性心动过速的重要手段,但有时与室上性心动过速伴心室内差异传导的鉴别比较困难,必须综合临床病史、体检、心电图特点、对治疗措施的反应等仔细加以区别。

（五）治疗

室性心动过速是一种严重的快速心律失常，可发展成心室颤动，甚至心脏性猝死。同时有心脏病存在者病死率可达 50％以上，所以必须及时诊断，予以适当处理。

药物可选用利多卡因，每次 0.5～1.0 mg/kg 静脉滴注或缓慢静脉推注。必要时可每隔 10～30 分钟重复，总量不超过 5 mg/kg。此药能控制心动过速，但作用时间很短，剂量过大能引起惊厥、传导阻滞等毒性反应。伴有血压下降或心力衰竭者首选同步直流电击复律[1～2 J/(s·kg)]，转复后再用利多卡因维持。预防复发可用口服美西律、普罗帕酮、莫雷西嗪。

对多型性室速伴 Q-T 间期延长者，如为先天性因素，则首选 β 受体阻滞剂，禁忌Ⅰa、Ⅰc 及Ⅲ类药物和异丙基肾上腺素，而后天性因素所致者可选用异丙基肾上腺素，必要时可试用利多卡因。

四、房室传导阻滞

（一）概述

房室传导阻滞是指由于房室传导系统膜部位的不应期异常延长，电激动从心房向心室传播过程中传导延缓或部分甚至全部不能下传的现象，临床上将房室传导阻滞分为 3 度：①Ⅰ度房室传导阻滞；②Ⅱ度房室传导阻滞；③Ⅲ度房室传导阻滞。

（二）病因

Ⅰ度房室传导阻滞在小儿中比较常见，大部分由急性风湿性心肌炎引起，但也可发生于发热、心肌炎、肾炎、先天性心脏病以及个别正常小儿；在应用洋地黄时也能延长 P-R 间期。Ⅱ度房室传导阻滞产生的原因有风湿性心脏病、各种原因引起的心肌炎、严重缺氧、心脏手术后及先天性心脏病（尤其是大动脉换位）等。Ⅲ度房室传导阻滞在小儿患者中较少见，病因可分为获得性与先天性两种，获得性者以心脏手术引起的最为常见，其次为心肌炎，此外新生儿低血钙与酸中毒也可引起，但一般为一过性；先天性者约 50％患儿无心脏形态学改变，部分患儿有先天性心脏病或心内膜弹力纤维增生症等。

（三）临床表现

1.Ⅰ度房室传导阻滞

本身对血流动力学并无不良影响，临床听诊，除第一心音较低钝外，并无其他特殊体征，诊断主要通过心电图检查。但小儿 P-R 间期延长，直立或运动后可使 P-R 间期缩短至正常。此种情况说明 P-R 间期延长与迷走神经的张力过高有关。

2.Ⅱ度房室传导阻滞

临床表现取决于基础心脏病变以及由传导阻滞而引起的血流动力学改变。当心室率过缓时可引起胸闷、心悸,甚至产生眩晕和晕厥。听诊时除原有心脏疾病所产生的听诊改变外,尚可发现心律不齐,脱漏搏动。Ⅱ度房室传导阻滞分为莫氏Ⅰ型和莫氏Ⅱ型两种,前者较多见,但后者的预后则比较严重,容易发展为完全性房室传导阻滞,发生阿-斯综合征。

3.Ⅲ度房室传导阻滞

部分小儿并无主诉。获得性者以及有先天性心脏病者病情较重,因心搏出量减少而自觉乏力、眩晕、活动时气短。最严重的表现为阿-斯综合征发作,小儿知觉丧失,甚至发生死亡。某些患儿则表现为心力衰竭以及对应激状态的耐受能力降低。体格检查时脉率缓慢而规则。第一心音强弱不一,有时可闻及第三心音或第四心音。绝大多数患儿心底部可听到Ⅰ～Ⅱ级喷射性杂音,为心脏每次搏出量增加引起的半月瓣相对狭窄所致。因为经过房室瓣的血量也增加,所以可闻及舒张中期杂音。X线检查发现不伴有其他心脏疾病的Ⅲ度房室传导阻滞者中 60％患儿亦有心脏增大。

(四)心电图特征

1.Ⅰ度房室传导阻滞

房室传导时间延长,心电图表现为 P-R 间期超过正常范围,但每个心房激动都能下传到心室。

2.Ⅱ度房室传导阻滞

窦房结的冲动不能全部传达心室,因而造成不同程度的漏搏,又可分为两型。

(1)莫氏Ⅰ型又称为文氏现象。特点是 P-R 间期逐步延长,最终 P 波后不出现 QRS 波,在 P-R 间期延长的同时,R-R 间期往往逐步缩短,且脱漏的前后两个 R 波的距离小于最短的 R-R 间期的两倍。

(2)莫氏Ⅱ型。此型特点为 P-R 间期固定不变,心房搏动部分不能下传到心室,发生间歇性心室脱漏,且常伴有 QRS 波的增宽。

3.Ⅲ度房室传导阻滞

房室传导组织有效不应期极度延长,使 P 波全部落在了有效不应期内,完全不能下传到心室,心房与心室各自独立活动,彼此无关。心室率较心房率慢。

(五)治疗

1.Ⅰ度房室传导阻滞

Ⅰ度房室传导阻滞应着重病因治疗,基本上无须特殊治疗,预后较好。

２.Ⅱ度房室传导阻滞

Ⅱ度房室传导阻滞应积极治疗原发疾病。当心室率过缓、心脏搏出量减少时，可用阿托品、异丙肾上腺素治疗。预后与心脏的基本病变有关。由心肌炎引起者最后可完全恢复。当阻滞位于房室束远端，有 QRS 波增宽者预后较严重，可能发展为完全性房室传导阻滞。

３.Ⅲ度房室传导阻滞

有心功能不全症状或阿-斯综合征表现者需积极治疗。纠正缺氧与酸中毒可改善传导功能。由心肌炎或手术暂时性损伤引起者，肾上腺皮质激素可消除局部水肿，可口服阿托品、麻黄碱或异丙基肾上腺素舌下含服，重症者应用阿托品 0.01～0.03 mg/kg 皮下或静脉注射，异丙肾上腺素 1 mg 溶于 5％～10％葡萄糖溶液 250 mL 中，持续静脉滴注，速度为 0.05～2 μg/(kg・min)，然后根据心率调整速度。具备以下条件者应考虑安装起搏器：反复发生阿-斯综合征，药物治疗无效或伴心力衰竭者。一般先安装临时起搏器，经临床治疗可望恢复正常，若观察 4 周左右仍未恢复者，考虑安置永久起搏器。

第四节　感染性心内膜炎

感染性心内膜炎(infective endocarditis，IE)是指由各种病原体感染引起的心内膜炎症病变，常累及心脏瓣膜，也可累及室间隔缺损处、心内膜或未闭动脉导管、动静脉瘘等处，在住院患者中发生率为 0.5/1 000～1/1 000。致病微生物除了最常见的细菌外，尚有真菌、衣原体、立克次体及病毒等。近年来随着新型抗生素的不断出现，外科手术的进步，死亡率已显著下降，但由于致病微生物的变迁，心脏手术和心导管检查的广泛开展，长期静脉插管输液的增多等因素，最近几年，儿童感染性心内膜炎的发病率似乎有上升趋势。在应用抗生素治疗前本病的死亡率几乎为 100％。经合理应用抗生素治疗以来，近年病死率已下降至 20％～25％。

一、病因

(一)易感因素

92％的感染性心内膜炎患者有原发心脏病变，其中以先天性心脏病最为多见,约占78%,室间隔缺损最常见,其他为法洛四联症、动脉导管未闭、肺动脉瓣狭窄、主动脉瓣狭窄、主动脉瓣二叶畸形等;后天性心脏病如风湿性瓣膜病、二尖瓣脱垂综合征等也可并发感染性心内膜炎。随着小儿心脏外科技术的发展,越来越多的小儿心脏病得以纠正、根治,但因此而留置在心腔内的装置或材料(如心内补片、人造心脏瓣等)是近年感染性心内膜炎常见的易感因素。

(二)病原体

几乎所有细菌均可导致感染性心内膜炎,草绿色链球菌为最常见的致病菌,但近年来所占比例已显著下降;金黄色葡萄球菌、白色葡萄球菌,以及肠球菌、产气杆菌等革兰阴性杆菌引起的感染性心内膜炎显著增多。真菌性心内膜炎极少见,多有其他致病因素如长期应用抗生素、糖皮质激素或免疫抑制剂等。立克次体及病毒感染所致的心内膜炎罕见。少数情况下,感染性心内膜炎由一种以上的病原体引起,常见于人工瓣膜手术者。

(三)诱发因素

约1/3的患儿在病史中可找到诱发因素,常见的诱发因素为纠治牙病和扁桃体摘除术。近年心导管检查和介入性治疗、人工瓣膜置换、心内直视手术的广泛开展,也是感染性心内膜炎的重要诱发因素之一,其他诱发因素如长期使用抗生素、糖皮质激素和免疫抑制剂等。

二、病理机制

正常人口腔和上呼吸道常聚集一些细菌,一般不会致病,只有在机体防御功能低下时可侵入血流特别是口腔感染、拔牙、扁桃体摘除术时易侵入血流,当心内膜、特别是心瓣膜存在病理改变时,细菌易附着在损伤处生长繁殖,从而形成心内膜炎。例如,当左、右心室或主、肺动脉之间存在异常交通时,两侧间较大的压力差能够产生高速的血流,冲击心内膜面,使之损伤并暴露心内膜下胶原组织,与血小板和纤维蛋白聚积形成无菌性赘生物。当有菌血症时,细菌易在上述部位黏附、定植和繁殖,形成有菌赘生物。受累部位多在压力低的一侧,如室间隔缺损感染性赘生物常见于缺损的右缘、三尖瓣的隔叶及肺动脉瓣。狭窄瓣孔及异常通道两侧心室或管腔之间的压力差越大、湍流越明显,压力低的一侧越容易形成血栓和赘生物。

基本病理改变是心瓣膜、心内膜及大血管内膜面附着疣状感染性赘生物。赘生物由血小板、白细胞、红细胞、纤维蛋白、胶原纤维和致病微生物等组成。心脏瓣膜的赘生物可致瓣膜溃疡、穿孔;若累及腱索和乳头肌,可使腱索缩短及断裂。累及瓣环和心肌,可致心肌脓肿、室间隔穿孔和动脉瘤,大的或多量的赘生物可堵塞瓣膜口或肺动脉,进而导致急性循环障碍。

赘生物受高速血流冲击可有血栓脱落,随血流散布到全身血管导致器官栓塞。右心的栓子引起肺栓塞;左心的栓子引起肾、脑、脾、四肢、肠系膜等动脉栓塞。微小栓子栓塞毛细血管产生皮肤瘀点,即欧氏小结。肾栓塞时可致梗死、局灶性肾炎或弥漫性肾小球肾炎。脑栓塞时可发生脑膜、脑实质、脊髓、颅神经等弥漫性炎症,产生出血、水肿、脑软化、脑脓肿、颅内动脉瘤破裂等病变。后者破裂可引起颅内各部位的出血如脑出血、蛛网膜下腔出血。

三、临床表现

起病缓慢,症状多种多样。大多数患者有器质性心脏病,部分患者发病前有龋齿、扁桃体炎、静脉插管、介入治疗或心内手术史。

(一)感染症状

发热是最常见的症状,几乎所有的病例都有过不同程度的发热,热型不规则,热程较长,个别病例无发热,此外患者有疲乏、盗汗、食欲减退、体重减轻、关节痛、皮肤苍白等表现,病情进展较慢。

(二)心脏方面的症状

原有的心脏杂音可因心脏瓣膜的赘生物而发生改变,出现粗糙、响亮、呈海鸥鸣样或音乐样的杂音。原无心脏杂音者可出现音乐样杂音。约50%患儿由于心瓣膜病变、中毒性心肌炎等导致充血性心力衰竭,出现心音低钝、奔马律等。

(三)栓塞症状

本病视栓塞部位的不同而出现不同的临床表现,一般发生于病程后期,但约1/3的患者为首发症状,皮肤栓塞可见散在的小淤点,指(趾)屈面可有隆起的紫红色小结节,略有触痛,此即欧氏小结。内脏栓塞可致脾大、腹痛、血尿、便血,有时脾大很显著。肺栓塞可有胸痛、咳嗽、咯血和肺部啰音。脑动脉栓塞则有头痛、呕吐、偏瘫、失语、抽搐甚至昏迷等。病程久者可见杵状指(趾),但无发绀。

同时具有以上三方面症状的典型患者不多,尤其是2岁以下婴儿往往以全身感染症状为主,仅少数患儿有栓塞症状和(或)心脏杂音。

四、辅助检查

(一)血培养

血细菌培养阳性是确诊感染性心内膜炎的重要依据,凡是原因未明的发热、体温持续在1周以上,且原有心脏病者,均应反复多次进行血培养,以提高阳性率。若血培养阳性,尚应做药物敏感试验。

(二)超声心动图

超声心动图能够检出直径＞2 mm 以上的赘生物,因此对诊断感染性心内膜炎很有帮助,此外在治疗过程中超声心动图还可动态观察赘生物大小、形态、活动和瓣膜功能状态,了解瓣膜损害程度,对决定是否做换瓣手术有参考价值。该检查还可发现原有的心脏病。

(三)CT 检查

对怀疑有颅内病变者应及时做 CT,了解病变部位和范围。

(四)其他

血常规可见进行性贫血,多为正细胞性贫血,白细胞数增高和中性粒细胞升高,血沉快,C 反应蛋白阳性,血清球蛋白常常增多,免疫球蛋白升高,循环免疫复合物及类风湿因子阳性,尿常规有红细胞,发热期可出现蛋白尿。

五、诊断

对原有心脏病的患儿,如出现 1 周以上不明原因的发热应想到本病的可能,诊断除了病史、临床表现外,血培养是确诊的关键,超声心动图对判断赘生物的数目、大小、形态、位置和瓣膜的功能有重要的价值,但结果阴性也不能排除本病的诊断。

中华医学会儿科学分会心血管学组 2010 年发布了诊断标准建议。

(一)病理学指标

(1)赘生物(包括已形成栓塞的)或心脏感染组织经培养或镜检发现微生物。

(2)赘生物(包括已形成栓塞的)或心脏感染组织经病理检查证实伴活动性心内膜炎。

(二)临床指标

1.主要指标

分别 2 次血培养有相同的感染性心内膜炎的常见微生物(如草绿色链球菌、金黄色葡萄球菌、凝固酶阴性葡萄球菌、肠球菌等)。

(1)血培养:阳性。

(2)心内膜受累证据(超声心动图征象):①附着于瓣膜、瓣膜装置、心脏或大血管内膜、人工材料上的赘生物。②腱索断裂、瓣膜穿孔、人工瓣膜或缺损补片有新的部分裂开。③心腔内脓肿。

2.次要指标

(1)易感染条件:基础心脏疾病、心脏手术、心导管术、经导管介入治疗、中心静脉内插管。

(2)较长时间的发热(≥38 ℃),伴贫血。

(3)原有心脏杂音加重,出现新的心脏杂音或心功能不全。

(4)血管征象:重要动脉栓塞、感染性动脉瘤、淤斑、脾大、颅内出血、结膜出血、Janeway 斑。

(5)免疫学征象:肾小球肾炎、Osler 结、Roth 斑、类风湿因子阳性。

(6)微生物学证据:血培养阳性,但未符合主要指标中的要求。

(三)诊断依据

(1)具备以下①~⑤项任何一项者可诊断为感染性心内膜炎:①临床主要指标 2 项;②临床主要指标 1 项和次要指标 3 项;③心内膜受累证据和临床次要指标 2 项;④临床次要指标 5 项;⑤病理学指标 1 项。

(2)有以下情况时可排除感染性心内膜炎诊断:有明确的其他诊断解释临床表现;经抗生素治疗≤4 天临床表现消除;抗生素治疗≤4 天,手术或尸检无感染性心内膜炎的病理证据。

(3)临床考虑感染性心内膜炎,但不具备确诊依据的仍应进行治疗,根据临床观察及进一步的检查结果确诊或排除感染性心内膜炎。

六、治疗

积极抗感染、加强支持疗法。在应用抗生素之前必须先做几次血培养和药物敏感试验,以指导选用抗生素及剂量。

(一)抗生素

应用原则是早期、联合应用、剂量足、选用敏感的杀菌药、疗程要长。在具体应用时,对不同的病原菌感染选用不同的抗生素。

1.草绿色链球菌

本病首选青霉素 G 40 万~60 万 U/(kg·d),每 6 小时 1 次,静脉滴注,疗程 4~6 周;加庆大霉素 4~6 mg/(kg·d),每 8 小时 1 次,疗程 2 周。对青霉素过敏者可选用头孢菌素类或万古霉素。

2.金黄色葡萄球菌

对青霉素敏感者选用青霉素 G 40 万~60 万 U/kg·d,加庆大霉素,用法同上;青霉素耐药时才选用苯唑西林钠或萘夫西林 200~300 mg/(kg·d),每 6 小时 1 次,静脉滴注。治疗不满意或对青霉素过敏者选用头孢曲松或万古霉素:40~60 mg/(kg·d),分 2~3 次静脉滴注,疗程 6~8 周。

3.革兰阴性杆菌或大肠埃希菌

本病选用氨苄西林 300 mg/(kg·d),每 6 小时 1 次,静脉滴注,疗程 4~6 周;或用头孢哌酮或头孢曲松 200 mg/(kg·d),每 6 小时 1 次,静脉滴注,疗程 4～6 周,加用庆大霉素 2 周。铜绿假单胞菌感染可加用阿莫西林200～400 mg/(kg·d),每 6 小时 1 次,静脉滴注。

4.真菌

本病应停用抗生素,选用两性霉素 B 0.1～0.25 mg/(kg·d),以后每天逐渐增加至 1 mg/(kg·d),静脉滴注 1 次。可合用 5-氟胞嘧啶 50～150 mg/(kg·d),分 3～4 次服用。

5.病原菌不明或术后者

病原菌不明或术后者选用萘夫西林加氨苄西林及庆大霉素,或头孢菌素类,或万古霉素。

上述抗感染药物应连用 4～8 周,用至体温正常,栓塞现象消失,血常规、血沉恢复正常,血培养阴性后逐渐停药。

(二)一般治疗

保证患者充足的热量供应,可少量多次输注新鲜血或血浆,也可输注丙种球蛋白。

(三)手术治疗

近年来,早期外科治疗感染性心内膜炎取得了良好效果。对心脏赘生物和污染的人造代用品清创,修复或置换损害的瓣膜,挽救了严重患者,提高了治愈率。手术指征为:①瓣膜功能不全引起的中重度心力衰竭;②赘生物阻塞瓣口;③反复发生栓塞;④真菌感染;⑤经最佳抗生素治疗无效;⑥新发生的心脏传导阻滞。

七、预防

有先天性或风湿性心脏病患儿平时应注意口腔卫生,防止齿龈炎、龋齿;预防感染;若施行口腔手术、扁桃体摘除术、心导管和心脏手术时,可于术前 1～2 小时及术后 48 小时内肌内注射青霉素 80 万 U/d,或长效青霉素 120 万 U 1 剂。青霉素过敏者,可选用头孢菌素类或万古霉素静脉注射一次,然后改口服红霉素 30 mg/(kg·d),分 4 次服用,连续 2 天。

第五节　心　肌　病

一、扩张性心肌病

(一)概述

扩张性心肌病以心脏极度增大,左、右心室内径,尤其是左心室扩张为特征。传统上分为原发性和继发性两类,近年来,随着心脏分子生物学的发展,原来认为是原发性的病例,发现了特异的致病原因,有些与基因的缺陷有关,有的与病毒感染相关。国外资料显示,儿童扩张性心肌病发病率为 36/100 000。

(二)病因

病因尚不明确,可能与病毒感染有关,一部分病毒性心肌炎可能最终可发展为扩张性心肌病。在 2%~10% 患者中病理检查存在病毒性心肌炎征象。本病与遗传因素也有一定关系,20% 患者有家族史,表现为常染色体隐性遗传、X-连锁遗传等类型。

(三)临床表现

病程进展缓慢、隐匿,因此确定起病日期往往有困难。症状轻重不一,多表现为进行性充血性心力衰竭,出现气喘、乏力、水肿。体检可见脉搏减弱,脉压减小,颈静脉充盈,肝大等症状,心率增快,可有奔马律。

(四)辅助检查

1.心电图

左心房、左心室肥大,左心室肥大为主;单纯右心室肥大少见,可有室性期前收缩、传导阻滞、ST-T 改变等。

2.X 线检查

心影多有不同程度的增大,心脏搏动减弱,肺淤血,有时可有少量胸腔积液。

3.超声心电图

左心房、左心室扩大,心肌收缩力降低,特征性表现为左心室呈球形扩张,而二尖瓣开放幅度小,形成"大心腔、小瓣口"征象。多普勒探测可见主动脉口流速减慢,二尖瓣呈现反流信号。

(五)治疗

扩张性心肌病可按抗心力衰竭给予积极治疗,在一段时间内症状可有改观,但仍无法阻止其病情的进行性发展,生存率仍不容乐观。患者多死于严重的心律失常或栓塞。因此,积极治疗心律失常和抗血栓形成对延长生命有一定作用。近年来采用血管紧张素转换酶抑制剂(如依那普利)和β受体阻滞剂(如卡维地洛)等治疗显示有一定疗效,但儿科应用的资料还很有限。国外资料显示采用心脏移植治疗已取得了令人鼓舞的结果,但由于移植手术难度大、费用高,而且供体相当缺乏,目前尚无法成为我国的主要治疗手段。

二、肥厚性心肌病

(一)概述

儿童肥厚性心肌病发病率为 2/100 000。其病理特征为广泛性左心室壁、室间隔肥厚部分累及右心室,左心室腔缩小,心肌出现不同程度的纤维化,由此造成左心室顺应性降低,舒张期充盈受限。约 20%患者有不同程度的左心室流出道梗阻,部分患者还可出现二尖瓣关闭不全。

(二)病因

肥厚性心肌病有很强的家族遗传倾向,表现为常染色体遗传有不同外显率。先证者在儿童期可不发病,多在青少年期出现症状。30%左右家族性病例可检出心肌球重链蛋白基因的突变。α原肌球蛋白、肌球连接蛋白等基因也可能与此病有关。

(三)临床表现

肥厚性心肌病约 50%的患者是在因心脏杂音或家族成员发病进行体格检查时才被发现。临床症状有因肺淤血引起呼吸困难,由于左心室流出道梗阻可引起心绞痛、晕厥甚至猝死。有左心室流出道梗阻时可在主动脉瓣听诊区闻及收缩期杂音,二尖瓣反流时可听到心尖部收缩期杂音。有第二心音反向分裂。

(四)辅助检查

1.心电图

左心室肥大;异常 Q 波;如有心肌纤维化可有室内传导阻滞,表现为 QRS 时限延长;ST-T 改变。

2.X 线检查

心影正常或扩大。如果合并心力衰竭,则有肺纹理增多、肺淤血现象。

3.超声心电图

肥厚性心肌病表现为左心室壁特别是室间隔肥厚,并累及二尖瓣前瓣。二尖瓣的前瓣有收缩期先前运动,主动脉瓣提前关闭。经多普勒检查在左心室流出道收缩期测得压力阶差,表示该部位已有梗阻。

(五)治疗

治疗必须严格限制剧烈的体育活动,以防猝死发生。诊断明确的病例应禁止使用洋地黄、正性肌力药物和利尿剂,β肾上腺能受体阻滞剂和钙离子通道阻滞剂能缓解流出道梗阻和心肌肥厚进程,改善临床症状,但并未改变长期的临床预后。一部分频发心绞痛、晕厥的病例通过心脏外科手术切除肥厚的室间隔,以此减轻左心室流出道的梗阻,改善冠状动脉血供和减轻二尖瓣反流。

三、限制性心肌病

(一)概述

儿童限制性心肌病发病率为 2/100 000。其病理特征为心室顺应性丧失,心内膜弥漫性增厚,舒张期心房向心室充盈受限,心房扩大,心排血量减少,进而引起心功能不全。与缩窄性心包炎血流动力学非常相似。

(二)临床表现

本病常于儿童及青少年期起病,进展隐缓。临床表现与受累心室及病变程度有所不同。右心病变主要表现为静脉压升高,颈静脉怒张、肝大、腹水及下肢水肿,酷似缩窄性心包炎。左心病变常有气短,咳嗽,甚至咯血,后期伴有肺动脉高压的表现,很像风湿性二尖瓣病变。体检见血压偏低,脉压小,脉搏细弱,可有奇脉,颈静脉怒张。心前区膨隆、心界扩大、心尖搏动弱、心率快、心音有力,可有奔马律,多数无杂音或仅有轻度收缩期杂音。腹部胀大,叩诊时有移动性浊音。下肢有凹陷性水肿。

(三)辅助检查

1.心电图

左心房肥大;节律改变或传导阻滞,如有心肌纤维化可有室内传导阻滞,表现为 QRS 时限延长;ST-T 改变。

2.X 线检查

心影中至重度增大。右心病变时心影呈球形或烧瓶状,右房高度增大,肺血减少。左心病变时则心影轻至中度增大,左心房扩大,肺淤血或有不同程度肺动脉高压表现。双心室病变为以上综合改变,常以右心室病变所见为主。

3.超声心电图

心房扩大,心室腔正常或略小,室间隔及左心室壁有向心性增厚,室间隔与左心室内膜增厚发亮,搏动弱,左心室等容舒张期延长。

(四)治疗

预后不良,出现心力衰竭后往往数年内死亡。治疗以控制心力衰竭为主,但由于其基本病变为心肌纤维化和心腔缩小,故通常仅使用洋地黄类药物作用不佳,需要综合治疗。对腹水及水肿患者可用利尿剂。近年曾试用外科手术治疗,行心内膜切除或心瓣膜修补或置换术等。后期需要心脏移植治疗。

四、心内膜弹力纤维增生症

(一)概述

心内膜弹力纤维增生症又名心内膜硬化症、心内膜纤维化、胎儿心内膜炎等。其主要病理改变为心内膜下弹力纤维及胶原纤维增生,病变以左心室为主。多数于 1 岁以内发病。原因尚未完全明确,部分病例可能由病毒性心肌炎发展而来;心内膜供血不足及缺氧也很可能是发病的原因。

(二)临床表现

本病主要表现为充血性心力衰竭,按症状的轻重缓急,可分为 3 型。

1.暴发型

起病急骤,突然出现呼吸困难、口唇发绀、面色苍白、烦躁不安、心动过速、心音减低,可听到奔马律,肺部常听到干、湿啰音,肝脏增大,少数出现心源性休克,甚至于数小时内猝死。此型多见于 6 个月内的婴儿。

2.急性型

起病也比较快,但心力衰竭发展不如暴发型急剧。常并发支气管肺炎,肺部出现细湿啰音。部分患者因心腔内附壁血栓的脱落而发生脑栓塞。此型发病年龄同暴发型。如不及时治疗,多数死于心力衰竭。

3.慢性型

症状同急性型,但进展缓慢。患儿生长发育多较落后。经适当治疗可获得缓解,存活至成年期,但仍可因反复发生心力衰竭而死亡。

(三)辅助检查

1.心电图检查

心电图检查多呈左心室肥大,少数表现右心室肥大或左、右心室合并肥大,可同时出现 ST 段、T 波改变以及房室传导阻滞。

2.X 线胸片

X 线胸片以左心室肥大为明显,左心缘搏动多减弱,肺纹理增多。

3.心导管检查

左心室舒张压增高,其波形具有诊断意义;结合选择性造影则可见左心室增大、室壁增厚及排空延迟。

（四）治疗

治疗主要应用洋地黄控制心力衰竭，一般反应较好，需长期服用，直到症状消失，X线、心电图恢复正常后1～2年方可停药。本病如不治疗，患儿大多于2岁前死亡。对洋地黄治疗反应良好而又能长期坚持治疗者，预后较好，有痊愈的可能。

第六节　原发性高血压

一、概述

小儿高血压是指血压超过同年龄、同性别组儿童血压平均值的2个标准差，其中80％以上由某些疾病所致，称为继发性高血压；病因未明者称为原发性高血压，较少见，多见于较大的儿童。

二、病因

成人高血压的起病可始于儿童时期，肥胖者高血压的发病率明显高于体重正常者，往往在青春期就出现高血压倾向，其可能机制为肾上腺皮质功能亢进、水钠潴留以及肾素-血管紧张素系统功能亢进、小动脉收缩。此外，肥胖者摄入较多的盐和高脂肪、高胆固醇的食品，可造成动脉硬化、血压增高。

三、病理生理

高血压的基本病理生理改变为全身小动脉痉挛，周围血管阻力增高，同时导致各个脏器缺血，其中以肾脏、心脏和脑所受的影响最为重要。肾脏缺血可刺激肾素-血管紧张素-醛固酮系统的活性，从而加重小动脉痉挛，使血压持续增高，同时也更加重了肾缺血，使高血压进行性加重。肾小动脉硬化最终可逐渐发展为肾功能不全，致使水、钠潴留，血容量增加，左心室前负荷加重。冠状动脉痉挛和硬化导致心脏缺氧，高血压早期即可表现为左心室顺应性减退，左心室舒张功能障碍，左心房压力增高、扩大；另一方面，高血压增加了左心室的后负荷，引起左心室肥厚；这些因素最后引发持续的左心衰竭，肺静脉回流障碍，继而逐渐引起肺动脉高压，逐渐导致右心衰竭。

四、临床表现

初期大多无自觉症状，部分患儿出现头疼、恶心或食欲缺乏等。随着病情不断进展，脑、眼底、肾脏和心脏等器官的小动脉出现明显病变，可出现眩晕、视力障碍、惊厥、偏瘫、失语、胸闷和活动量减少等。晚期则可发生心、肾衰竭。如果血压持续增高,可合并视网膜渗出、出血或视盘水肿、面神经瘫痪和复视等;如果血压突然增高,可使病情急骤恶化,发生高血压危象,表现出急剧进展的心、肾衰竭或出现脑症状。

五、辅助检查

为了排除继发性高血压,明确是否存在心、脑、肾、眼底等靶器官损害及损害程度,需要进行如下检查。

(一)动态血压监测

观察异常的血压昼夜节律变化;判断高血压的严重程度和持续性。

(二)血液检查

空腹血糖、总胆固醇、甘油三酯、高密度脂蛋白、低密度脂蛋白、尿酸、电解质、肾功、全血细胞计数、甲状腺功能等。

(三)尿常规检查

血尿、蛋白尿及管型尿等对发现肾性高血压及高血压病肾损害有价值。

(四)心电图、胸片、超声心动图检查

心电图可发现左心室肥厚、心肌缺血、传导阻滞或心律失常。胸片可了解心脏轮廓、大动脉及肺循环情况。超声心动图可了解心脏及主动脉弓病变。

(五)眼底检查

眼底检查可发现眼底的血管病变和视网膜病变,并估计高压的严重程度。

六、诊断

原发性高血压的诊断需在确定高血压的前提下,排除继发性高血压后方能做出诊断。一般而言,学龄前儿童血压＞120/80 mmHg,学龄儿童血压＞130/90 mmHg,即可诊断为高血压。百分位法是目前国内外采用最多的用于诊断儿童高血压的方法,一般认为 3 次或 3 次以上平均收缩压和(或)舒张压大于等于同性别、年龄和身高儿童血压的第 95 百分位可诊断为高血压。

七、治疗

(一)非药物治疗

非药物治疗可作为初步治疗,如控制饮食、限制钠盐摄入、加强体格锻炼、减轻体重。如果是急性高血压,还需限制水的摄入量。

(二)药物治疗

1.常用药物

常用药物有:①血管紧张素转换酶抑制剂,如依那普利。②钙通道阻滞剂,如硝苯地平、阿罗地平。③利尿剂,如呋塞米、氢氯噻嗪和螺内酯等。④β受体阻滞剂,如普萘洛尔、美托洛尔等。⑤α-受体阻滞剂,如哌唑嗪。⑥中枢 α-受体激动剂,如甲基多巴、可乐定。⑦血管扩张剂,如肼苯拉嗪、米诺地尔、二氮嗪、硝普钠、利血平等。

2.一般病例的治疗

对于没有明显临床症状的高血压患儿,可根据血压的轻重选择药物。药物治疗的原则为先用一种药物,从小剂量开始,逐渐加量,达最大剂量而效果不明显或治疗中出现不良反应时需考虑更换其他药物。

3.高血压危象的治疗

出现高血压危象时应予以紧急处理。治疗原则是尽快将血压降低到安全水平,防止后遗症的发生,但必须注意避免血压下降过快、甚至低于正常水平。可选用硝普钠、二氮嗪或利血平等药物。

此外,有急性或慢性肾衰竭者应注意保持水、电解质平衡,必要时做透析疗法;高血压脑病患者可予以镇静和降低颅内压;有心力衰竭者使用洋地黄、利尿剂和扩血管药物。

第二章 呼吸系统疾病

第一节 急性上呼吸道感染

急性上呼吸道感染(acute upper respiratory infection,AURI)简称上呼吸道感染,俗称"感冒",是小儿最常见的疾病。它主要侵犯鼻、鼻咽和咽部,导致急性鼻咽炎、急性咽炎、急性扁桃体炎等,常统称上呼吸道感染。

一、病因

各种病毒、细菌及支原体均可引起,但以病毒多见,约占90%以上,主要有鼻病毒、冠状病毒、呼吸道合胞病毒(respiratory syncytial virus,RSV)、流感病毒、副流感病毒、腺病毒、柯萨奇病毒、埃可病毒、单纯疱疹病毒、EB病毒等。病毒感染后上呼吸道黏膜失去抵抗力,细菌可乘虚而入,并发混合感染,最常见的是溶血性链球菌;其次为肺炎球菌、流感嗜血杆菌等,肺炎支原体亦可引起。

二、临床表现

本病症状轻重不一,与年龄、病原和机体抵抗力不同有关。

(一)普通感冒

婴幼儿局部症状不显著而全身症状重,多骤然起病,且有高热、咳嗽、食欲差,可伴呕吐、腹泻,甚至热性惊厥。年长儿症状较轻,常于受凉后1~3天出现鼻塞、喷嚏、流涕、干咳、咽痒、发热等;有些患儿在发病早期可有阵发性脐周疼痛,与发热所致的阵发性肠痉挛或肠系膜淋巴结炎有关。

体检可见咽部充血,扁桃体肿大,颌下淋巴结肿大触痛等。肺部呼吸音正常。肠道病毒感染可有不同形态的皮疹。病程3~5天,若体温持续不退或病情加重,应考虑感染可能侵袭其他部位。

(二)流行性感冒

流行性感冒系流感病毒、副流感病毒所致,有明显流行病学史。全身症状重,如发热、头痛、咽痛、肌肉酸痛等。呼吸道症状可不明显。

(三)两种特殊类型上呼吸道感染

1.疱疹性咽峡炎

疱疹性咽峡炎主要由柯萨奇A组病毒所致,好发于夏秋季。起病急,表现高热、咽痛,流涎、厌食、呕吐等。咽部充血,咽腭弓、悬雍垂,软腭处有直径2~4 mm的疱疹,周围有红晕,破溃后形成小溃疡。病程1周左右。

2.咽-结膜热

咽-结膜热由腺病毒3、7型所致,常发生于春夏季,可在儿童集体机构中流行,以发热、咽炎、结合膜炎为特征,多呈高热、咽痛、眼部刺痛、咽部充血、一侧或两侧滤泡性眼结膜炎,颈部、耳后淋巴结肿大,有时伴胃肠道症状。病程1~2周。

三、并发症

婴幼儿多见,可波及邻近器官或向下蔓延,引起中耳炎、鼻窦炎、咽后壁脓肿、颈淋巴结炎、喉炎、气管炎、支气管肺炎等。病原通过血液循环播散到全身,细菌感染并发败血症时,可导致化脓性病灶,如骨髓炎、脑膜炎等。年长儿若因链球菌感染可引起急性肾炎、风湿热等。

四、辅助检查

病毒感染者白细胞计数正常或偏低;鼻咽分泌物病毒分离、抗原及血清学检测可明确病原。细菌感染者血白细胞及中性粒细胞可增高,咽培养可有病原菌生长。链球菌引起者血中ASO滴度增高。

五、诊断和鉴别诊断

根据临床表现不难诊断,但需与以下疾病鉴别。

(一)急性传染病早期

上呼吸道感染常为各种传染病的前驱症状,如麻疹、流行性脑脊髓膜炎、百日咳、猩红热、脊髓灰质炎等,应结合流行病学史、临床表现及实验室资料综合分析,并观察病情演变加以鉴别。

(二)急性阑尾炎

上呼吸道感染伴腹痛者应与本病鉴别。急性阑尾炎腹痛常先于发热,以右下腹为主,呈持续性,有腹肌紧张和固定压痛点,血白细胞及中性粒细胞计数增高。

六、治疗

（1）普通感冒具有一定自限性，症状较轻者无须药物治疗，症状明显者影响日常生活则需服药，以对症治疗为主，并注意休息、适当补充水，避免继发细菌感染等。

（2）病因治疗：尚无专门针对普通感冒的特异性抗病毒药物，普通感冒者无须全身使用抗病毒药物，病程早期应用利巴韦林气雾剂喷鼻咽部可能有一定的益处。流行性感冒可在病初口服磷酸奥司他韦，疗程 5 天。若病情重、有继发细菌感染，或有并发症可加用抗菌药物，常用青霉素类、头孢菌素类、大环内酯类，疗程 3～5 天。如证实为溶血性链球菌感染，或既往有风湿热、肾炎病史者，青霉素应用至 10～14 天。病毒性结膜炎可用 0.1% 阿昔洛韦滴眼，1～2 小时 1 次。

（3）对症治疗：高热可服解热镇痛剂，亦可用冷敷、温湿敷或醇浴降温。热性惊厥可予镇静、止惊等处理。咽痛可含服咽喉片。

七、预防

加强体格锻炼、增强抵抗力；提倡母乳喂养；防治佝偻病及营养不良；避免去人多拥挤的公共场所。

第二节　支气管肺炎

一、病因

凡能引起上呼吸道感染的病原均可诱发支气管肺炎，但以细菌和病毒为主，其中肺炎链球菌、流感嗜血杆菌、RSV 最为常见。20 世纪 90 年代以后，美国等发达国家普遍接种 b 型流感嗜血杆菌疫苗，所以，因流感嗜血杆菌所致的肺炎已明显减少。

二、发病机制

由于气道和肺泡壁的充血、水肿和渗出，导致气道阻塞和呼吸膜增厚，甚至肺泡填塞或萎陷，引起低氧血症和（或）高碳酸血症，发生呼吸衰竭，并引起其他系统的广泛损害，如心力衰竭、脑水肿、中毒性脑病、中毒性肠麻痹、消化道出血、稀释性低钠血症、呼吸性酸中毒和代谢性酸中毒等。一般认为，中毒性心肌炎和肺动脉高压是诱发心力衰竭的主要原因。但近年来有研究认为，肺炎患儿并无心肌收缩力的下降,而血管紧张素Ⅱ水平的升高、心脏后负荷的增加可能起重要作用。重症肺炎合并不适当抗利尿激素分泌综合征亦可引起非心源性循环充血症状。

三、临床表现

(一)典型肺炎

1.发热

热型不定,多为不规则发热,新生儿可不发热或体温不升。

2.咳嗽

早期为干咳,极期咳嗽可减少,恢复期咳嗽增多、有痰,新生儿、早产儿可无咳嗽,仅表现为口吐白沫等。

3.气促

多发生于发热、咳嗽之后,呼吸频率加快(2个月龄内＞60次/分,2～12个月＞50次/分,1～4岁＞40次/分),重症者可出现发绀。

4.呼吸困难

鼻翼翕动,重者呈点头状呼吸、三凹征、呼气时间延长等。

5.肺部固定细湿啰音

早期可不明显或仅呼吸音粗糙,以后可闻及固定的中、细湿啰音,叩诊正常;但当病灶融合扩大累及部分或整个肺叶时,可出现相应的肺实变体征。

(二)重症肺炎

除呼吸系统严重受累外,还可累及循环、神经和消化等系统,出现相应的临床表现。

1.呼吸系统

早期表现与肺炎相同,一旦出现呼吸频率减慢或神经系统症状应考虑呼吸衰竭可能,及时进行血气分析。

2.循环系统

常见心力衰竭表现为:①呼吸频率突然加快,超过60次/分;②心率突然加快,160～180次/分;③骤发极度烦躁不安,明显发绀,面色发灰,指(趾)甲微血管充盈时间延长;④心音低钝,奔马律,颈静脉怒张;⑤肝脏迅速增大;⑥少尿或无尿、颜面眼睑或双下肢水肿。以上表现不能用其他原因解释者即应考虑心力衰竭。

3.神经系统

轻度缺氧表现为烦躁、嗜睡;脑水肿时出现意识障碍、惊厥、呼吸不规则、前囟隆起、脑膜刺激征等,但脑脊液化验基本正常。

4.消化系统

轻症肺炎常有食欲缺乏、呕吐、腹泻等;重症可引起麻痹性肠梗阻,表现腹胀、肠鸣音消失,腹胀严重时可加重呼吸困难。消化道出血时可呕吐咖啡渣样物,大便隐血阳性或排柏油样便。

四、辅助检查

(一)特异性病原学检查

病毒性肺炎早期,尤其是病程在 5 天以内者,可采集鼻咽部吸出物或痰(脱落上皮细胞),进行病毒抗原或核酸检测。病程相对较长的患儿则以采集血标本进行血清学检查为宜。病毒分离与急性期或恢复期双份血清抗体测定是诊断病毒感染最可靠的依据,但因费时费力,无法应用于临床。目前大多通过测定鼻咽部脱落细胞中病毒抗原、DNA 或 RNA 或测定其血清特异 IgM 进行早期快速诊断。

肺炎患儿的细菌学检查则较为困难。由于咽部存在着大量的正常菌群,而下呼吸道标本的取出不可避免地会受到其污染,因而呼吸道分泌物培养结果仅供参考。血和胸腔积液培养阳性率甚低。通过纤维支气管镜取材,尤其是保护性毛刷的应用,可使污染率降低至 2% 以下,有较好的应用前景。肺穿刺培养是诊断细菌性肺炎的金标准,但患儿和医师均不易接受。有学者对肺穿刺进行了综述评价,认为该技术有着其他方法无法比拟的优点,而且引起的气胸常无症状,可自然恢复,在某些机构仍可考虑使用。

支原体的检测与病毒相似。早期可直接采集咽拭子标本进行支原体抗原或DNA 检测,病程长者可通过测定其血清特异 IgM 进行诊断。

(二)非特异性病原学检查

非特异性病原学检查,如外周血白细胞计数和分类计数、血中性粒细胞碱性磷酸酶积分、四唑氮蓝试验等,对判断细菌或病毒可能有一定的参考价值。细菌感染以上指标大多增高,而病毒感染多数正常。支原体感染者外周血白细胞总数大多正常或偏高,分类以中性粒细胞为主。血 C 反应蛋白(CRP)、前降钙素(PCT)、白细胞介素-6(IL-6)等指标,细菌感染时大多增高,而病毒感染大多正常,但两者之间有较大重叠,鉴别价值不大。如以上指标显著增高,则强烈提示细菌感染。血冷凝集素试验>1:32 对支原体肺炎有辅助诊断价值,但是不能作为确诊支原体感染的依据。

(三)血气分析

血气分析对肺炎患儿的严重度评价、预后判断及指导治疗具有重要意义。

（四）影像学检查

早期见肺纹理增粗，以后出现小斑片状阴影，以双肺下野、中内带及心隔区居多，并可伴有肺不张或肺气肿。斑片状阴影亦可融合成大片，甚至波及整个节段。

五、并发症

若延误诊断或病原体致病力强者（如金黄色葡萄球菌感染）可引起并发症。如在肺炎治疗过程中，中毒症状或呼吸困难突然加重，体温持续不退或退而复升，均应考虑有并发症的可能，如脓胸、脓气胸、肺大疱等。支原体肺炎患儿可由于病原体本身直接侵犯或变态反应引起肺外损害，如心肌炎、心包炎、溶血性贫血、血小板减少、脑膜炎、吉兰-巴雷综合征、肝炎、胰腺炎、脾大、消化道出血、各型皮疹、肾炎、血尿、蛋白尿等。

六、诊断与鉴别诊断

根据典型临床症状，结合 X 线胸片所见，诊断多不困难，但需与肺结核、支气管异物、哮喘伴感染相鉴别，同时应对其严重程度、有无并发症和可能的病原菌做出评价。

七、治疗

（一）一般治疗

保持室内空气新鲜，并保持适当的室温（18～20 ℃）及湿度（60％左右）。保持呼吸道通畅，经常翻身更换体位，以利于排痰。不同病原体肺炎宜分室居住，以免交叉感染。供给充足水分，宜给热量高、富含维生素并易于消化吸收的食物。少量多餐，重症不能进食者给予静脉营养。合并佝偻病者应注意补充维生素 D 和钙剂，伴维生素 A 缺乏症或麻疹肺炎者，应给予维生素 A 治疗。

（二）病因治疗

绝大多数重症肺炎由细菌感染引起，或混合感染，需采用抗生素治疗，使用原则如下。①根据病原菌选用敏感药物：肺炎链球菌感染首选青霉素 G，青霉素耐药者可选用头孢曲松等第三代头孢菌素类或万古霉素；金黄色葡萄球菌感染首选苯唑西林，耐药者用万古霉素；支原体、衣原体和军团菌感染首选大环内酯类抗生素。②早期治疗。③联合用药。④选用渗入下呼吸道浓度高的药。⑤足量、足疗程，重症宜经静脉途径给药。用药时间应持续至体温正常后 5～7 天，临床症状基本消失后 3 天。支原体肺炎至少用药 2～3 周，以免复发。葡萄球菌肺炎比较顽固，易于复发及产生并发症，疗程宜长，一般于体温正常后继续用药 2 周，总疗程 6 周。

针对流感病毒感染可选用奥司他韦、金刚烷胺等,巨细胞病毒感染选用更昔洛韦,RSV 感染可雾化吸入利巴韦林。其他病毒感染尚缺乏明确有效的药物。

(三)对症及支持疗法

1.氧疗

凡具有明显低氧血症、$PaO_2 < 60$ mmHg 者,或临床上有呼吸困难、喘憋、口围发绀、面色苍灰等缺氧指征者应立即吸氧。一般采取鼻导管给氧,氧流量为 $0.5 \sim 1$ L/min;氧浓度不超过 40%。保持血氧浓度 80 mmHg 左右为宜。氧气应湿化,以免损伤气道纤毛上皮细胞和痰液变黏稠。缺氧明显者可用面罩给氧,氧流量为 $2 \sim 4$ L/min,氧浓度为 50%~60%。若出现呼吸衰竭,则应使用人工呼吸器。

2.保持呼吸道通畅

保持呼吸道通畅包括:①保证足够液体量的摄入,以免痰液黏稠。②雾化吸入药物,裂解黏蛋白。③口服或静脉应用祛痰剂。④喘憋严重者可选用支气管解痉剂。⑤胸部物理治疗:体位引流、震荡、拍背、吸痰。

3.心力衰竭的治疗

心力衰竭治疗包括:①给氧。②镇静。③增强心肌的收缩力:常用洋地黄类强心药。心力衰竭严重者或伴有先天性心脏病者,宜先用毛花苷 C 饱和,量为 $0.02 \sim 0.04$ mg/kg,首剂给总量的 $1/3 \sim 1/2$,余量分两次,每隔 $4 \sim 6$ 小时给予。洋地黄化后 12 小时可开始给予维持量,常用地高辛口服。维持量的疗程视病情而定。心力衰竭较轻者可用毛花苷 K,每次 $0.007 \sim 0.010$ mg/kg。④利尿:常用呋塞米(速尿)每次 1 mg/kg。⑤血管活性药物:常用酚妥拉明(立其丁)或巯甲丙脯酸等。⑥限制液体总量和输入速度。

4.腹胀的治疗

伴低钾血症者应及时补钾。如果系中毒性肠麻痹,应禁食、胃肠减压、皮下注射新斯的明,每次 0.04 mg/kg;亦可联用酚妥拉明 0.5 mg/kg 及间羟胺(阿拉明)0.25 mg/kg,加入 10% 葡萄糖注射液(20~30 mL)中静脉滴注,1 小时后可重复应用,一般 $2 \sim 4$ 次可缓解。

5.激素疗法

中毒症状明显或喘憋较重者可以用甲基泼尼松龙 $1 \sim 2$ mg/kg、氢化可的松 $4 \sim 8$ mg/kg 或地塞米松每次 $0.2 \sim 0.4$ mg/kg,每天 $1 \sim 3$ 次,一般用 $3 \sim 5$ 天,病情改善后停药。

6.伴有脓胸、脓气胸者

伴有脓胸、脓气胸者应及时处理,包括胸腔抽气、抽脓、闭式引流等。

7.液体疗法

肺炎患者常有钠、水潴留趋势,故液体量及钠盐均应适当限制。总液体量 $60\sim80$ mL/(kg·d),以 $1/5\sim1/3$ 张为宜。如伴有严重呕吐腹泻,应根据血清钾、钠、氯及血气分析测定结果给予补液。单纯呼吸性酸中毒的治疗以改善通气功能为主,但当血 pH<7.20,已失代偿并合并代谢性酸中毒时,可给 5% 碳酸氢钠每次 $2\sim3$ mL/kg,适当稀释后静脉输入。所需碱性液体量最好根据血气分析结果进行调整。必须指出,在通气未改善前使用碳酸氢钠,有加重 CO_2 潴留的可能,因此,保证充分通气和氧合是应用碳酸氢钠纠正酸中毒不可忽视的前提。

8.其他

病情较重、病程较久、体弱、营养不良者可酌情应用丙种球蛋白、胸腺肽等免疫调节剂,以提高机体抵抗力。肺部理疗有促进炎症消散的作用;适当补充维生素 C、维生素 E 等氧自由基清除剂,可促进疾病康复。

八、预防

为预防肺炎,应着重注意下列措施。

(一)加强护理和体格锻炼

防止佝偻病及营养不良是预防重症肺炎的关键。提倡母乳喂养,及时增添辅食,培养良好的饮食及卫生习惯,多晒太阳。从小锻炼体格,提高机体耐寒能力。室温不宜过高或过低。随气候变化适当增减衣服。

(二)尽可能避免接触呼吸道感染的患者

对免疫缺陷性疾病或应用免疫抑制剂的婴儿更要注意。

(三)预防并发症和继发感染

积极治疗小儿上呼吸道感染、气管炎等疾病。已患肺炎的婴幼儿,应积极预防可能发生的严重并发症,如脓胸、脓气胸等。病房应注意空气消毒,预防交叉感染。

(四)接种疫苗

Hib 疫苗的广泛接种,可有效预防 Hib 所致肺炎。肺炎链球菌多糖疫苗对健康儿童可有效地预防侵袭性肺炎链球菌感染,但在婴儿缺乏免疫性。结合疫苗突破了传统肺炎链球菌多糖疫苗的局限性,可以满足 2 岁以下儿童免疫预防的需要。肺炎支原体灭活疫苗及减毒活疫苗的应用正处于研究阶段。

(五)药物性预防

在高危人群中应用红霉素作为肺炎支原体、百日咳等感染的预防。卡氏肺孢子菌肺炎高危儿应用磺胺甲噁唑(SMZ)加甲氧苄啶(TMP)预防性口服可显著减少其发生率。

第三节 细菌性肺炎

一、肺炎链球菌肺炎

肺炎链球菌常引起以肺大叶或肺节段为单位的炎症,但在年幼儿中,由于免疫功能尚不成熟,病菌沿支气管散播形成以小气道周围实变为特征的病变(支气管肺炎)。

年长儿童肺炎链球菌肺炎的临床表现与成人相似。可先有短暂、轻微的上呼吸道感染症状,继而出现寒战、高热,伴烦躁或嗜睡、干咳、气急、发绀及鼻扇、锁骨上、肋间隙及肋弓下凹陷等。可伴有铁锈色痰。早期常缺乏体征,多在2天后出现肺部实变体征。重症患儿可并发感染性休克、中毒脑病、脑水肿甚至脑疝。

婴儿肺炎链球菌肺炎的临床表现多变,常先有鼻塞、厌食等先驱症状,数天后突然发热、烦躁不安、呼吸困难、发绀,伴气急、心动过速、三凹征等。体格检查常无特征性,实变区域可表现叩诊浊音、管性呼吸音,有时可闻啰音。肺部体征在整个病程中变化较少,但恢复期湿啰音增多。右上叶累及时可出现颈强直。

外周血白细胞计数常增高,达$15\times10^9\sim40\times10^9$/L,以中性粒细胞为主。多数患儿鼻咽分泌物中可培养出肺炎链球菌,但其致病意义无法肯定。如能在抗生素应用前进行血培养或胸腔积液培养,具有一定的诊断意义。X线改变与临床过程不一定平行,实变病灶出现较肺部体征早,但在临床缓解数周后仍未完全消散。幼儿实变病灶并不常见,可有胸膜反应伴渗出。

肺炎链球菌肺炎患儿10%~30%存在菌血症,但由于抗生素的早期应用,国内血培养阳性率甚低。血清学方法,如测定患儿血清、尿液或唾液中的肺炎链球菌抗原可协助诊断,但也有研究者认为此法无法区别肺炎链球菌的感染和定植。最近有报道通过测定血清Pneumolysin抗体或含有针对肺炎链球菌种特异荚膜多糖、型特异荚膜多糖复合物、蛋白抗原 Pneumolysin 抗体的循环免疫复合物进行诊断,但在婴儿,其敏感性尚嫌不足,亦可通过聚合酶链反应检测胸腔积液或血中的肺炎链球菌 DNA 协助诊断。

肺炎链球菌肺炎的临床表现无法与其他病原引起的肺炎相鉴别。此外,年长儿右下叶肺炎常由于刺激横膈而引起腹痛,需与急性阑尾炎鉴别。

肺炎链球菌耐药性问题已引起普遍的关注。在一些国家及我国台湾地区,耐青霉素菌株已高达 50%～80%。我国各地区肺炎链球菌耐药情况有较大差异,2000 年监测资料表明,北京为 14%,上海为 35.7%,而广州则高达 60%。对青霉素敏感株仍可以选用青霉素 G 10 万 U/(kg·d)治疗,但青霉素低度耐药株(MIC 2.0～4.0 $\mu g/mL$)应加大青霉素剂量至 10 万～30 万 U/(kg·d),以上治疗无效、病情危重或高度耐药者(MIC>4.0 $\mu g/mL$)应选用第三代头孢菌素,如头孢噻肟、头孢曲松或万古霉素。

二、流感嗜血杆菌肺炎

流感嗜血杆菌(Hi)肺炎常见于 5 岁以下婴儿和幼儿。应用特异性免疫血清可将 Hi 分为 a～f 6 型,其中以 b 型(Hib)致病力最强。由于 Hib 疫苗的接种,20 世纪 90 年代以后美国等发达国家 Hib 所致肺炎下降了 95%。近年来也有较多非 b 型 Hi 感染的报道。

本病临床表现无特异性,但起病多缓慢,病程可长达数周之久。幼婴常伴有菌血症,易出现脓胸、心包炎等化脓性并发症。外周血白细胞计数常中度升高。多数患儿 X 线表现为大叶性或节段性病灶,下叶多受累。幼婴常伴胸膜受累。本病诊断有赖于从血、胸腔积液或肺穿刺液中分离到病菌。由于 Hi 在正常人群的咽部中有一定的携带率,托幼机构中更高,因而呼吸道标本诊断价值不大。

治疗时必须注意 Hi 的耐药问题。目前分离的 Hi 主要耐药机制是产生 β-内酰胺酶,美国、我国香港等地 Hi 菌株产酶率已高达 30% 以上。国内各地关于氨苄西林耐药率和产酶率差异较大。如对病菌不产酶,可使用氨苄西林,如不能明确其是否产酶,首选头孢噻肟、头孢曲松等。如最初反应良好,可改为口服,疗程为 10～14 天。在大环内酯类中,阿奇霉素、克拉霉素对 Hi 有较好的敏感性。

三、葡萄球菌肺炎

葡萄球菌肺炎多发生于新生儿和婴儿。Goel 等报道 100 例患儿中,1 岁以内占78％,平均年龄为5个月。金黄色葡萄球(金葡菌)和表皮葡萄球菌均可致病,但以前者致病最强。由于金葡菌可产生多种毒素和酶,具有高度组织破坏性和化脓趋势,因而金葡菌肺炎以广泛出血性坏死、多发性小脓疡形成为特点。

临床上以起病急、发展快、变化大、化脓性并发症多为特征。一开始可有1～2天的上呼吸道感染症状,或皮肤疖肿史,病情迅速恶化,出现高热、咳嗽、呻吟、喘憋、气急、发绀,肺部体征出现较早。易出现脓胸、脓气胸、肺大疱等并发症。外周血白细胞计数常明显升高,以中性粒细胞为主,可伴轻至中度贫血。胸片改变特点:发展快、变化多、吸收慢。肺部病灶可在数小时内发展成为多发性小脓疡或肺大疱,并出现脓胸、脓气胸等并发症。X线改变吸收缓慢,可持续2个月或更久。

1岁以下,尤其是3月龄以内的小婴儿,如肺炎病情发展迅速,且伴肺大疱、脓胸或肺脓疡形成者应高度怀疑本病。在抗生素使用前必须进行痰、鼻咽拭子、浆膜腔液、血液或肺穿刺物的培养。痰或胸腔积液涂片染色可发现中性粒细胞和革兰阳性球菌呈葡萄串链状排列。血清中磷壁酸抗体测定可作为病原学诊断的补充。

合适的抗生素治疗和脓液引流是治疗的关键。在获取培养标本后应立即给予敏感的杀菌药物,并足量、联合、静脉用药。疗程不少于4～6周,有并发症者需适当延长。宜首选耐青霉素酶窄谱青霉素类,如苯唑西林等,可联合头孢菌素类使用。如果为耐甲氧西林金葡菌引起,应选用万古霉素治疗。

四、链球菌性肺炎

A族链球菌(group A streptococcus,GAS)主要引起咽炎等上呼吸道感染,但在出疹性疾病、流感病毒感染等情况下可发生链球菌肺炎,多发生于3～5岁的儿童。B族链球菌则是新生儿肺炎的主要病原。

GAS所致肺炎与肺炎链球菌肺炎的症状体征相似。常起病突然,以高热、寒战、呼吸困难为特点,也可表现为隐袭起病,过程轻微,表现为咳嗽、低热等。

外周血白细胞计数常升高,血抗O抗体滴度升高有助于诊断。确定诊断有赖于从胸腔积液、血或肺穿刺物中分离出链球菌。

首选青霉素G治疗,临床改善后改口服,疗程为2～3周。

五、其他革兰阴性杆菌肺炎

常见的革兰阴性杆菌包括大肠埃希菌、肺炎克雷伯杆菌、铜绿假单胞菌等。主要见于新生儿和小婴儿,常有以下诱因:①广谱抗生素的大量应用或联合应用;②医源性因素,如气管插管、血管插管、人工呼吸机等的应用;③先天性或获得性免疫功能缺陷,如营养不良、白血病、恶性淋巴瘤、长期使用皮质激素或免疫抑制剂等。因而本病多为院内感染。

本病临床过程难以与其他细菌性肺炎鉴别。原有肺炎经适当治疗好转后又见恶化或原发病迁延不愈,应怀疑此类肺部感染。诊断主要依靠气管吸出物、血或胸腔积液培养结果。

多数革兰阴性杆菌耐药率较高,一旦诊断出此类感染,宜首选第三代头孢菌素或复合 β-内酰胺类(含 β-内酰胺酶抑制剂)。如致病菌株产生超广谱 β-内酰胺酶,应选用头孢菌素类、复合 β-内酰胺类,严重者选用碳青霉烯类抗生素,如亚胺培南。

六、沙门菌肺炎

沙门菌肺炎由伤寒、副伤寒、鼠伤寒或其他非伤寒沙门菌引起,发生于沙门菌感染的病程中,较为少见,多发于幼小婴儿。

本病可表现为大叶性肺炎或支气管肺炎症状。较为特殊的表现为痰常呈血性或带血丝。在沙门菌感染的病程中,如发生呼吸道症状(咳嗽、气急),即使无肺部体征,也应进行摄片。如有肺炎改变应考虑为沙门菌肺炎。

在美国,约 20% 沙门菌株对氨苄西林耐药。如果病情严重、耐药情况不明,宜首选第三代头孢菌素,如头孢曲松、头孢噻肟等,如为敏感株感染则可用氨苄西林或 SMZ-TMP 治疗。

七、百日咳肺炎

百日咳肺炎由百日咳杆菌引起,多为间质性肺炎,亦可因继发细菌感染而引起支气管肺炎。患儿在百日咳病程中突然发热、气急,呼吸增快与体温不成比例,严重者可出现呼吸困难、发绀。肺部可闻及细湿啰音,或出现实变体征。剧烈咳嗽有时可造成肺泡破裂引起气胸、纵隔气肿或皮下气肿。

有原发病者出现肺炎症状较易诊断,继发细菌感染者应送检痰培养及血培养。

治疗首选红霉素,10~14 天为一疗程。必要时加用氨苄西林或利福平等。有报道用阿奇霉素[10 mg/(kg·d)]5 天或克拉霉素[10 mg/(kg·d)]7 天亦取得了良好疗效。百日咳高价免疫球蛋白正处于研究阶段,常规免疫球蛋白不推荐使用。

八、军团菌肺炎

军团菌病可暴发流行,散发病例则以机会感染或院内感染为主,多见于中老年人,但年幼儿也可发生。

军团菌肺炎是一种严重的多系统损害性疾病,主要表现为发热和呼吸道症状。外周血白细胞计数常明显升高,伴核左移。由于其临床表现错综复杂,缺乏特异性,与其他肺炎难以区别。确诊必须依靠特殊的实验室检查,如应用特殊培养基从呼吸道标本或血、胸腔积液中分离出病菌;应用免疫荧光或免疫酶法测定上述标本中的军团菌抗原或血清标本中的特异抗体。β-内酰胺类抗生素治疗无效有助于本病的诊断。

药物治疗首选大环内酯类,如红霉素及阿奇霉素、克拉霉素、罗红霉素等,疗程为 2～3 周,可加用利福平。喹诺酮类和氨基糖苷类虽有较好的抗菌活性,但儿童期,尤其是年幼儿童禁用。

九、厌氧菌肺炎

厌氧菌肺炎主要为吸入性肺炎,多发生于小婴儿或昏迷患者。起病大多缓慢,表现为发热、咳嗽、进行性呼吸困难、胸痛,咳恶臭痰是本病的特征,也可有寒战、消瘦、贫血、黄疸等症状。本病表现为坏死性肺炎,常发生肺脓疡和脓胸、脓气胸。当患儿咳恶臭痰,X 线有肺炎、肺脓疡或脓胸时应考虑到本病可能。化验检查常有外周血白细胞计数和中性粒细胞比例的升高。确诊需做气管吸出物厌氧菌培养。

抗生素可选用青霉素 G、克林霉素、甲硝唑等,应加强支持治疗,脓胸者需及时开放引流。

十、L 型菌肺炎

L 型菌肺炎是临床上难治性呼吸道感染的病原体之一。患儿常有肺炎不能解释的迁延发热,或原发病已愈,找不到继续发热的原因。病情多不重,β-内酰胺类抗生素治疗无效。外周血白细胞计数大多正常。X 线改变无特异性,多呈间质性肺炎改变。普通培养阴性,L 型高渗培养基上培养阳性可确诊。治疗应采用兼治原型和 L 型菌的抗生素,如氨苄西林或头孢菌素类加大环内酯类。一般需治疗至体温正常后 10～14 天,培养阴性为止。

十一、肺脓疡

肺脓疡又称肺化脓症,由多种病原菌引起,常继发于细菌性肺炎,亦可为吸入性或血源性感染。由于抗生素的广泛应用,目前已较少见。

起病急剧,有畏寒、高热,伴阵咳、咳出大量脓痰,病程长者可反复咯血、贫血、消瘦等。外周血白细胞计数和中性粒细胞升高,结合 X 线后前位及侧位胸片,诊断多不困难。痰培养、血培养可明确病原。

怀疑金葡菌者宜首选苯唑西林或万古霉素;厌氧菌感染给予青霉素 G、克林霉素、哌拉西林钠、甲硝唑等。最好根据细菌培养和药物敏感试验结果选用。疗程要足,一般需 1～2 个月。

第四节　支气管哮喘

支气管哮喘是由多种细胞(如嗜酸性粒细胞、肥大细胞、T 淋巴细胞、中性粒细胞及气道上皮细胞等)和细胞组分共同参与的气道慢性炎症性疾病。这种慢性炎症导致气道高反应性,当接触多种刺激因素时,气道发生阻塞和气流受限,出现反复发作的喘息、气促、胸闷、咳嗽等症状,常在夜间和(或)清晨发作或加剧,多数患儿可经治疗缓解或自行缓解。

一、病因

遗传过敏体质对本病的形成关系很大,多数患者有婴儿湿疹、过敏性鼻炎或(和)食物(药物)过敏史。特应性是通过多基因以复杂方式进行遗传。约 20% 的患者有家族史,遗传与环境因素共同作用导致发病。

二、发病机制

发病机制主要为慢性呼吸道炎症、气流受限及呼吸道高反应性。以肥大细胞的激活、嗜酸性粒细胞与活化 T 淋巴细胞浸润、许多炎性介质产生为特点。此时有四种原因致使气流受限:急性支气管痉挛、气道壁肿胀、慢性黏液栓形成、气道壁重塑。

支气管哮喘患者用变应原激发后会出现即刻及迟发反应。即刻反应为支气管平滑肌痉挛所致,表现为 FEV_1 在初期迅速下降然后恢复正常。4～6 小时后,出现迟发性气道反应,表现为 FEV_1 再次逐渐下降。迟发反应是由黏液产生增加,黏膜水肿及炎症所致。

三、病理

大体标本可见肺组织有明显肺气肿,肺过度膨胀。呼吸道内填满黏液栓。

显微镜下见支气管及毛细支气管的上皮细胞脱落、管壁嗜酸性粒细胞和单核细胞广泛浸润、血管扩张及微血管渗漏、基膜增厚、平滑肌肥厚和增生、杯状细胞增加、黏膜下腺体增生。黏液栓由黏液、血清蛋白、炎症细胞、细胞碎片混合组成。

四、支气管哮喘加重的诱因

变应原极多,包括室内的尘螨、动物毛屑、花粉等;呼吸道感染,尤其是病毒及支原体感染;强烈情绪变化;运动和过度通气;冷空气;阿司匹林等药物;职业粉尘及气体。

五、临床表现

支气管哮喘的典型症状为咳嗽、胸闷、喘息及呼吸困难,特别是上述症状反复出现并常于夜间或清晨加重,在除去其他病因后要高度怀疑支气管哮喘。儿童慢性或反复咳嗽有时可能是支气管哮喘的唯一症状,即咳嗽变异性哮喘。

哮喘急性发作吸气时可见三凹征,呼气相延长,同时颈静脉显著怒张。叩诊两肺呈鼓音,并有膈肌下移,心浊音界缩小。呼吸音减弱,全肺可闻喘鸣音及干性啰音。

特别严重的病例可见患儿烦躁不安,呼吸困难,以呼气困难为著,往往不能平卧,坐位时耸肩屈背,呈端坐样呼吸。查体面容惶恐不安,面色苍白、甚至冷汗淋漓、鼻翼扇动、口唇及指甲发绀。哮喘重度发作,由于肺通气量减少,两肺几乎听不到呼吸音,称"沉默肺",是支气管哮喘最危险的体征。

发作间歇期多数患儿症状可全部消失,肺部听不到哮鸣音。

六、辅助检查

(一)胸部 X 线检查

本病均应摄胸部 X 线片以排除肺实质病变、先天异常、直接或间接的异物征象。哮喘急性发作时胸片可正常,或有肺气肿、支气管周围间质浸润及肺不张。偶见气胸、纵隔气肿。

(二)变态反应状态评估

变态反应状态评估常用为体内试验或体外试验,其中体内试验多应用变应原做皮肤点刺试验,体外试验主要是血清变应原特异性 IgE 测定。

(三)肺功能检查

肺功能检查可确定是否有气流受限;在支气管舒张剂使用前后测定可确定气流受限的可逆性;也可用于监测病情变化及昼夜改变;在哮喘加重时,可判断气流受限程度及对治疗的反应。主要用一秒用力呼气容积/用力肺活量

(FEV$_1$/FVC)及呼气峰流速两种方法测定气流受限是否存在以及程度。适用于5 岁以上患儿。儿童 FEV$_1$/FVC 正常值＞85％。凡低于 75％则提示气流受限，比值越低气流受限程度越重。若 FEV$_1$/FVC 测定有气流受限，在吸入支气管扩张剂 15～20 分钟后 FEV$_1$ 增加 12％或更多，表明有可逆性气流受限，是诊断支气管哮喘的有利依据。

此外，可查呼气峰流速（peak expiratory flow，PEF）与 FEV$_1$ 的相关性好，正常 PEF 在 24 小时中是有变化的，但变异率＜20％。若日间变异率＞20％、使用支气管舒张剂后增加 20％可以诊断为支气管哮喘。夜间和（或）清晨有症状，伴随每天 PEF 变异率＞20％是哮喘非常显著的特点，并且可以反映病情轻重。

（四）气道高反应性

肺功能在正常范围时，可用激发试验（醋甲胆碱、组胺或运动试验）观察气道高反应性。

七、诊断与鉴别诊断

支气管哮喘常可通过详细的病史询问做出诊断，如症状、触发因素、疾病过程、典型发作、对治疗的反应、家族及个人过敏史，并排除其他原因。有气流受限的证据，且气流受限及症状具有可逆性。

（一）儿童哮喘诊断标准

中华医学会儿科分会呼吸学组 2016 年版儿童哮喘诊断标准如下。

（1）反复发作喘息、咳嗽、气促、胸闷，多与接触变应原、冷空气、物理、化学性刺激、呼吸道感染、运动以及过度通气（如大笑和哭闹）等有关，常在夜间和（或）清晨发作或加剧。

（2）发作时在双肺可闻及散在或弥漫性，以呼气相为主的哮鸣音，呼气相延长。

（3）上述症状和体征经抗哮喘治疗有效或自行缓解。

（4）除外其他疾病所引起的喘息、咳嗽、气促和胸闷。

（5）临床表现不典型者（如无明显喘息或哮鸣音），应至少具备以下 1 项。①证实存在可逆性气流受限。a.支气管舒张试验阳性：吸入速效 β_2 受体激动剂（如沙丁胺醇压力定量气雾剂 200～400 μg）后 15 分钟第一秒用力呼气量（FEV$_1$）增加≥12％；b.抗炎治疗后肺通气功能改善：给予吸入糖皮质激素和（或）抗白三烯药物治疗 4～8 周，FEV$_1$ 增加≥12％；②支气管激发试验阳性；③最大呼气峰流量（PEF）日间变异率（连续监测 2 周）≥13％。

符合第（1）～（4）条或第（4）、（5）条者，可以诊断为哮喘。

(二)咳嗽变异性哮喘诊断标准

(1)咳嗽持续＞4周,常在夜间和(或)清晨发作或加重,以干咳为主不伴有喘息。

(2)临床上无感染征象,或经较长时间抗生素治疗无效。

(3)抗哮喘药物诊断性治疗有效。

(4)排除其他原因引起的慢性咳嗽。

(5)支气管激发试验阳性和(或)PEF日间变异率(连续监测1～2周)≥13%。

(6)个人或一、二级亲属过敏性疾病史,或变应原检测阳性。

(三)鉴别诊断

(1)毛细支气管炎:此病多见于1岁内小婴儿,冬、春两季发病较多。也伴有呼吸困难和喘鸣音,但起病较缓,支气管舒张剂无显著疗效。病原主要为RSV,其次为副流感病毒。

(2)气管支气管异物:有突然剧烈呛咳病史,可出现持久或间断的哮喘样呼吸困难,并随体位变换加重或减轻。一般异物多数阻塞在气管或较大支气管,以吸气困难为主要表现,异物若在一侧气管内,喘鸣音及其他体征仅限于患侧,有时尚可听到特殊拍击音,既往无喘息反复发作病史。经X光胸透可见纵隔摆动,支气管镜检查不但可明确诊断,还可取出异物。

八、治疗

(一)治疗原则

坚持长期、持续、规范、个体化的治疗原则。①发作期:快速缓解症状、抗感染、平喘;②缓解期:长期控制症状、抗感染、降低气道高反应性、避免触发因素、自我保健。

(二)治疗目标

治疗目标:①尽可能控制消除哮喘症状(包括夜间症状);②使哮喘发作次数减少,甚至不发作;③肺功能正常或接近正常;④能参加正常活动,包括体育锻炼;⑤β_2激动剂用量最少,乃至不用;⑥所用药物不良反应减至最少,乃至没有;⑦预防发展为不可逆性气道阻塞。

(三)阶梯治疗方案

任何年龄患儿治疗方案的确定,均要根据平时病情轻重程度而定,之后根据病情变化及治疗反应进行调整。每1～3个月审核一次治疗方案,若哮喘控制在3个月以上时,可逐步降级治疗。若未能控制,要立即升级治疗,但首先应审核患儿用药技术,是否遵循用药方案,如何避免变应原和其他触发因素等。

(四)吸入治疗

吸入治疗是目前治疗哮喘最好的方法。吸入药物以较高浓度迅速到达病变部位,因此起效迅速,且所用药物剂量较小,即使有极少量药物进入血液循环,也可在肝脏迅速灭活,全身不良反应较轻,故应大力提倡。

<2 岁、2～5 岁可用气流量≥6 L/min 的氧气或压缩空气(空气压缩泵)做动力,通过雾化器吸入药物;也可采用有活瓣的面罩储雾罐及压力式定量气雾装置(metered dose inhaler,MDI)。5～7 岁除上法外,亦可用吸入器吸入干粉剂。>7 岁可使用 MDI,也可用干粉剂或有活瓣的储雾罐吸入。

(五)哮喘常用药物

1.糖皮质激素

糖皮质激素是最有效的抗感染药物。吸入用药具有较强的呼吸道局部抗感染作用,用于哮喘发作的预防。在哮喘急性发作时应与吸入 β_2 激动剂或茶碱类合用。吸入药物引起的局部不良反应为口咽部念珠菌感染、声音嘶哑或上呼吸道不适。吸药后用清水漱口可减轻局部反应和胃肠吸收。急性发作的患儿,如吸入糖皮质激素不能缓解,可早期口服糖皮质激素,以防病情恶化。严重哮喘发作时应及早静脉滴注糖皮质激素,如琥珀酸氢化可的松,每次 5～10 mg/kg,或甲泼尼龙每次 1～2 mg/kg。

2.肥大细胞膜稳定剂

色甘酸钠是一种非糖皮质激素类抗感染制剂,可抑制 IgE 诱导的肥大细胞释放介质。吸入用药用于预防哮喘发作,也可预防运动、冷空气等引起的急性气道收缩及季节性哮喘发作。MDI 每次 5～10 mg,每天 3～4 次。

3.白三烯受体拮抗剂

白三烯受体拮抗剂是非糖皮质激素类抗感染药物,如孟鲁司特。在哮喘治疗中可作为 2 级治疗的单独用药或 2 级以上治疗的联合用药。

4.支气管舒张剂

支气管舒张剂可舒张气道平滑肌,增加黏液纤毛清除功能,调节肥大细胞、嗜碱性粒细胞介质的释放。吸入用药包括沙丁胺醇和特布他林,通过气雾剂或雾化器吸入,5～10 分钟即可见效,维持 4～6 小时。多用于治疗哮喘急性发作或预防运动性哮喘。切忌过分或盲目增加次数。过量使用可引起危及生命的心律失常,甚至猝死。长效 β_2 激动剂,如沙美特罗和福莫特罗,主要与吸入型糖皮质激素联合使用。

5.茶碱

茶碱具有舒张支气管平滑肌、强心、利尿、扩张冠状动脉作用,此外还可兴奋呼吸中枢和呼吸肌,具有抗感染和免疫调节作用。但由于其安全性问题,临床不推荐常规应用,但茶碱缓释片有一定的应用地位。

6.抗胆碱药

吸入抗胆碱药物,如溴化异丙托品,可阻断节后迷走神经传出支,通过降低迷走神经张力而舒张支气管,其舒张支气管的作用较 β_2 激动剂弱,起效也较缓慢,可与 β_2 激动剂联合吸入。

7.特异性免疫治疗

在无法避免接触变应原或药物治疗无效时,可考虑针对变应原进行特异性免疫治疗,如用花粉或尘螨提取物做脱敏治疗。

8.免疫调节剂

因反复呼吸道感染诱发喘息发作者可酌情加用。

9.中药

急性发作期要辨证施治;缓解期用健脾、补肾等扶正;"三伏贴"穴位疗法可作为辅助治疗,但其有效性尚需进一步临床验证。

(六)缓解期的处理

病情缓解后应继续吸入维持量糖皮质激素,至少 6 个月至 2 年或更长时间。

第五节　常见胸部畸形

一、漏斗胸

漏斗胸是胸骨、肋软骨及一部分肋骨向脊柱侧凹陷呈漏斗状的一种儿童最常见的胸廓畸形,多发生在第 3～7 肋软骨,多于 1 岁以内发病,发病率为 0.1%～0.3%,多发生于男孩,男女发病比例为 4∶1。绝大多数患者都有着不同程度的心理障碍。

(一)病因

1.先天性

目前漏斗胸的病因还不甚明确,研究显示可能与以下几点有关。

(1)胸肋骨发育不平衡,肋软骨发育过快,肋骨挤压胸骨所致。

(2)膈肌脚短,附着胸骨的膈肌向内牵拉所致。

(3)遗传因素:漏斗胸存在明显的家族倾向,40%左右的患者具有家族史。

2.获得性

由其他胸壁疾病、马方综合征、手术以及创伤等因素造成。

(二)临床分型

1.对称型

下部胸骨对称性下陷,范围局限或广泛,最低点位于中线,胸骨的中心点和凹陷的最低点位于同一点。可为胸骨下段局限性的凹陷,也可为广泛、扁平的下凹。

2.偏心型

胸骨的中心在中线上,但凹陷最低点位于一侧软骨上,范围局限或广泛,也可为自锁骨至下胸壁的较深的纵向凹槽。

3.不均衡型

凹陷最低点在或不在中线上,胸壁一侧的凹陷重于另一侧,造成每侧胸壁与垂直线形成的角度不同。

(三)临床表现

大多数轻度漏斗胸患者无明显自觉症状,严重漏斗胸患者会出现心肺受到压迫,使肺功能降低,肺活量低,婴幼儿常表现为反复呼吸道感染、咳嗽、气促,年龄越大循环系统症状愈发凸显,表现为活动耐力差,活动后呼吸困难、心悸,有些甚至出现心律失常及心力衰竭。

患儿生后不久胸部便可出现前胸壁的凹陷,可随着年龄的增长进行性加深,大多漏斗胸患儿体形消瘦,胸骨下段及相应的第3～7肋软骨向后凹陷,胸前壁的凹陷可以是对称的,也可以是非对称的,可同时合并扁平胸、叉状肋。年龄小的漏斗胸患者畸形往往是对称性的,随着年龄的增长,漏斗胸逐渐不对称,胸骨往往向右侧旋转,右侧肋软骨的凹陷往往较左侧深。年长儿可合并脊柱侧弯。

此外,漏斗胸还可能合并一些先天性疾病如先天性心脏病、先天性脊柱侧弯、马方综合征等。

(四)辅助检查

1.胸部 X 线检查

心影多向左移位和顺时针旋转,肺部纹理增粗,严重的患者心影可以完全位于左胸腔内。侧位胸片可见胸骨下段向后凹陷,靠近脊柱或与其重叠。肋骨的后部平直,前部向前下方急倾斜下降。年龄较大的患者常可合并脊柱侧弯。

2.胸部 CT

胸部 CT 可清晰显示胸廓畸形的凹陷程度、对称性及心脏和肺受压移位程度。Haller 指数也称 CT 指数,为凹陷最低处的胸廓横径与凹陷最低处到椎体前的距离之比值。Haller 指数在正常人平均指数为 2.52,<3.2 轻度,3.2~3.5 中度,重度>3.5。

3.心电图

心电图多见为窦性心律不齐,P 波双向或倒置,不完全右束支传导阻滞,心脏受压转位,电轴偏等。

4.肺功能

大多数患儿肺功能检测在正常范围之内,严重漏斗胸患儿肺功能可有不同程度的受损。

(五)诊断

漏斗胸可以根据明显的体征来明确诊断,其多发自 3~7 肋,胸骨下段向内凹陷。明确诊断后还需明确疾病分型分度,分型包括对称型及非对称型,分度包括轻度、中度、重度;有无心肺受压受限症状及有无合并其他畸形,如马方综合征、黏多糖病、先天性心脏病、先天性膈膨升等。

(六)治疗

轻度漏斗胸可暂不手术定期随诊,婴幼儿漏斗胸可能会自行改善。重度漏斗胸严重影响心肺功能的需手术治疗。

1.手术适应证

要符合下列 2 个及 2 个以上条件:①CT 检查 Haller 指数大于 3.25,畸形进行性加重或合并明显症状。②肺功能提示限制性或阻塞性气道病变。③CT、心电图、超声心动检查发现心脏受压移位、不完全右束支传导阻滞、二尖瓣脱垂等异常或有心内畸形。④运动不耐受、缺乏耐力、呼吸急促等。⑤各种漏斗胸矫治手术后复发。

2.漏斗胸的主要治疗手段

手术通过矫正凹陷畸形,解除心肺受压,改善患儿的心肺功能,同时改善外观,消除患儿心理障碍。自 Meyer1911 年首次提出手术治疗漏斗胸至今,发展了骨切除、胸肋截骨、胸骨翻转、胸骨抬举、NUSS 等术式,目前主要使用的手术方式为:胸骨抬举法及 NUSS 术。

(1)胸骨抬举法(Ravitch 术):1949 年由 Ravitch 提出,并由 Hailer 于 1976 年改良。手术主要通过对在胸骨角水平楔形截骨并缝合及切除畸形肋软骨以达到抬举胸骨的目的。

（2）NUSS 术：1997 年由 Nuss 首先报道。在胸腔镜辅助下通过胸骨后隧道置入一弧形钢板将下陷的胸壁顶起，并用固定器与钢丝将钢板固定于肋骨骨膜上。该术式手术时间短、出血少、术后恢复快、切口小且隐蔽，现逐渐成为首选术式。

（七）预防

漏斗胸病因尚不明确，多为先天性原因，故无特殊预防方法。

二、鸡胸

鸡胸为一组胸骨及相邻肋软骨向前隆起的常见胸廓畸形，其发病率仅次于漏斗胸，约为 0.6%。与漏斗胸相似，鸡胸亦更常见于男孩，男女发生比例约为4：1。

（一）病因

鸡胸的确切发病机制仍不十分明确。

（1）遗传因素：鸡胸具有家族聚集性，约 26% 的患者具有相关家族史，可见于 Marfan 综合征及 Noonan 综合征。

（2）肋软骨发育异常。

（3）结缔组织疾病伴有脊柱侧弯、神经纤维瘤病等。

（4）营养不良性疾病为佝偻病的特征症状之一，常并发方颅、肋串珠、X 形腿、O 形腿等。

（5）获得性先天性心脏病，心脏扩大向外挤压胸壁。

（6）手术及创伤所致。

（二）临床分型

1.胸骨体突出型

胸骨体突出型是最常见的鸡胸类型，主要为胸骨体向前凸起，双侧下份肋软骨下陷，因状似船的龙骨，故又称船型胸。

2.胸骨柄突出型

胸骨柄突出型又称球形鸽胸，特征为胸骨柄、胸骨体连接处与上份肋软骨的隆起，可同时伴有胸骨体相对下陷。

3.不对称型鸡胸

胸骨突出倾斜，常斜向右侧。胸壁的一侧突出，可同时合并对侧胸壁的下陷，此时胸骨斜向凹陷侧。

(三)临床表现

鸡胸可在任何年龄发生,但通常在学龄期甚至更晚才被发现,其随着年龄的增长可愈发严重,并逐渐趋于不对称型,至青春期发育后畸形常急速加重。大多数鸡胸患者无明显自觉症状,相对患儿的心理及社会交往障碍则更为突出,这也成为大多鸡胸患儿寻求手术的原因。严重的鸡胸患儿胸廓容量减小,活动度降低,可导致呼吸受限,出现气喘、呼吸困难、运动受限、反复呼吸道感染等症状。

部分患者可合并脊柱侧弯、先天性心脏病等。

(四)辅助检查

1.胸部 X 线检查

胸骨距脊柱距离加大,相邻肋软骨凹陷,部分患儿可合并脊柱侧弯。

2.胸部 CT

胸部 CT 可更加准确的评估鸡胸的突出程度、对称性、与心肺邻接关系等。

3.心肺功能测定

大多数患儿心肺功能可在正常范围之内,一些严重的患儿出现心肺功能下降。

(五)诊断

特征性的体征是诊断的主要依据,同时可行胸片或胸部 CT 以明确鸡胸的突出程度及对心肺的压迫程度。

(六)治疗

鸡胸较少影响到心肺功能,轻度鸡胸无须特殊治疗,而畸形显著,心肺功能受损,心理障碍影响到生活质量等则需积极处理。

1.矫形支架治疗

矫形支架治疗是大多数鸡胸患儿首选的治疗方法,其通过长期持续对凸起部分给予外部的压力使异常的肋软骨重构而达到矫形的目的。随着年龄的增长,青春期的到来使胸廓顺应性减低,因而胸廓顺应性佳,<15 岁的患儿易获得满意的矫形效果。

2.外科手术治疗

对于矫形支架失败或严重鸡胸影响到心肺功能的患儿需进行手术治疗。常见术式有 Ravitch 法及微创胸骨沉降术(反 NUSS 法)。

(1)Ravitch 法:由 Ravitch 提出,应用超过 70 年,效果肯定。手术通过切除病变畸形的肋软骨,保留软骨骨膜,通过一次或两次锲形截骨或高位横断截骨并8字缝合使胸骨变平。该手术创伤大,术后胸廓容量减小,很多学者通过减小切除肋软骨长度、内镜解剖、内置金属支柱或网加固胸骨等可以进行改良。

（2）微创胸骨沉降术：该术式于 2005 年由 Abramson 最先报道。手术通过皮下隧道在胸骨表面置入一根弧形 NUSS 钢板，将胸骨下压至目标位置，用固定器及钢丝将钢板固定于两侧肋骨上。有术者在该手术基础上进行改良，应用胸腔镜对不对称型患儿行肋软骨截骨获得满意效果。

（七）预防

鸡胸病因尚未明确，且大多与遗传有关，故预防方法特殊。由缺钙所致的佝偻病可并发鸡胸，故孕母需注意钙质的补充，出生后适当补钙、适量的户外活动可减少该种鸡胸的发生。

三、膈疝

先天性膈疝（congenital diaphragmatic hernia，CDH）是由于膈肌发育缺损或发育不良、腹腔脏器经膈肌缺损疝入胸腔，造成解剖关系异常的一种疾病，是新生儿急危重症之一。CDH 发病率为 1 :（2 000～5 000），早在 1754 年就出现了 CDH 病征的解剖病例报道。由于 CDH 存在解剖关系的异常，因此手术是临床治疗的必要手段。20 世纪 40 年代，Robert Gross 成功实施了第一例 CDH 膈肌修补术，使本病的外科手术治疗逐渐得到推广。近年来，随着对 CDH 的认识及治疗水平的提高，活产 CDH 患儿的病死率明显降低，在国内外专科儿科医学中心其病死率已低至 10％以下，但其整体病死率（含死胎、死产）仍达 40％～60％，其主要死亡原因是 CDH 合并的肺发育不良。

（一）病因

CDH 的病因目前尚未明确。在环境因素中，一些药物（如苯甲吗啉）、一些农药（如异草醚）及维生素 A 缺乏与 CDH 的发病有关。在遗传因素中，染色体异常是 CDH 病例中重要病因之一，目前已有一些家族性病例的报道，相关异常染色体涉及了人类 50％以上的染色体，当中最常见的是第 13、18、21 号染色体三体异常和 Turner 综合征（45，X）等。

CDH 的发病机制目前尚不清楚。最早认为，从原始横膈发育成膈肌的过程中出现异常，关闭不全或出现缺损，在胚胎早期（约第 9 周末时）腹腔脏器疝入胸腔，压迫了发育中的肺原基，导致后来的肺发育不良。由于右侧膈肌较左侧关闭早，后外侧的膈肌面关闭最晚，所以临床上左侧胸腹裂孔疝最常见。但是，传统的学说未能解释临床上为何在膈肌修补、解除肺脏受压后 CDH 患儿仍预后较差。CDH 不仅是横膈的解剖缺陷，还存在着肺、心脏及其他器官的发育异常。随着研究的深入，近年来越来越多的证据表明，横膈的关闭可能需要肺的正常发育，并形成了新的学说：肺发育不良是一个原发的病理生理事件，它导致了膈肌的发育异常或缺损,认为肺发育不全是发生 CDH 的原因而不是结果。该观点是目前众多学者较为认可的一种发病机制,也是研究得较多、较深入的一种学说,对日后的研究方向及治疗方案改变有着深远的影响。

(二)病理生理

膈肌缺损、腹腔脏器疝入胸腔压迫肺脏、肺发育不良及合并有其他畸形为 CDH 主要的病理生理特点。CDH 肺脏在形态学及生化方面有着不同程度的发育不全,如肺总量减少、支气管分支减少、肺泡变小、肺泡数量及肺泡周围毛细血管减少、表面活性物质减少等。肺发育不良并大量腹腔脏器疝入胸腔压迫肺脏,出生后呼吸大量空气吞咽进入胃肠道,加重对患侧肺的压迫,并且纵隔向对侧移位、压迫健侧肺,导致气体交换障碍,使动脉氧分压降低,二氧化碳分压升高,引起低氧血症和高碳酸血症、功能残气量下降、肺顺应性降低;缺氧还可引起肺血管痉挛,导致肺血管阻力增高,血液经动脉导管和卵圆孔由右至左的分流量增加。CDH 合并的发育不良的肺血管对低氧及高碳酸血症非常敏感,更易发血管痉挛,这是患儿肺高血压和右至左分流的主要原因。部分患儿虽经过手术修补膈肌缺损,解除了肺脏所受的压迫,呼吸获得一定改善,随后却可因肺发育不良、肺血管痉挛收缩,最终演变为顽固性肺动脉高压及呼吸衰竭而导致死亡。因此,近年来发展出多种治疗方法以期改善肺发育不良,如宫内气管栓闭术、皮质类固醇等在产前纠正 CDH 肺发育不良,以及体外膜肺氧合技术、一氧化氮等以改善肺发育不良。

CDH 常伴发其他畸形,尤其在流产死亡及围术期死亡的 CDH 胎儿中多见。在伴发畸形中最常见的是心血管系统畸形,包括有心肌发育不良、房间隔及室间隔缺损等,这些畸形更是加重了患儿的肺动脉高压及右向左分流。其他畸形还包括有泌尿生殖系统畸形、神经管发育缺陷、肺隔离症等。因此,在治疗肺发育不良的同时应注意纠治合并的心血管等畸形,以期进一步提高 CDH 患儿的治愈率。

(三)临床表现

CDH 的临床表现主要以呼吸道症状为主,新生儿、婴幼儿和儿童的胸腹裂孔疝的表现有所不同。

新生儿期发病者常常为生后立即或数小时内出现呼吸困难、急促、发绀,可呈阵发性(如在哭闹或进食时加重)或突然加重,其严重程度主要与膈肌缺损的大小、腹腔脏器进入胸腔的数量及肺发育不良状况有关。当腹腔脏器疝入胸腔,压迫肺脏,形成持续性肺动脉高压,可导致酸血症、低血氧、低血钙、低血镁等。当合并有肠旋转不良或疝入腹腔脏器嵌顿造成肠梗阻时可出现呕吐。胸部检查中,视诊时可见患侧胸廓饱满,呼吸运动减弱,肋间隙增宽,心尖向健侧移位;叩诊呈浊音或鼓音,常为浊鼓音相间;听诊时患侧呼吸音减弱或消失,当多次检查闻及肠鸣音时对诊断有重要意义。当疝入胸腔脏器较多时,检查可见腹部凹陷状呈舟状腹;未能触及腹部脏器,有空虚感。

婴幼儿和儿童者通常有反复呼吸道感染的病史,常咳嗽、发热、喘促,偶出现呼吸困难,也可无明显症状,仅在胸透或胸片时发现。较大儿童可自诉胸腹痛或不适。当体位变动、剧烈哭闹、过饱饮食和激烈活动后,可出现突发性呼吸急促,呼吸困难及发绀,辗转不安,胸骨后疼痛和腹痛。当伴有呕吐咖啡样内容物、肛门停止排气排便者应考虑出现疝内容物嵌顿的可能。

(四)诊断

1.临床表现

CDH 由于膈肌缺损大小不一、疝入内容物不同、肺发育不良状态不一致,因此临床症状出现的时间及严重程度存在较大差别。若新生儿出生后发现呼吸困难、青紫等,喂奶呕吐或呛咳,均应怀疑本病的可能。对于婴幼儿及年长儿,若出现反复呼吸道感染,或随体位改变而出现呼吸困难,或进食后偶有呕吐、呛咳、呕血及黑便,也应该考虑此病。体格检查中,在胸部反复闻及肠鸣音对于诊断有着重要意义。

2.辅助检查

除了症状和体征外,胸腹部 X 线检查和消化道造影对 CDH 的诊断起关键作用。

(1)胸腹部联合 X 线检查:可见胸腔内有呈蜂窝状积气肠管影或液气面,往往与腹腔延续,或腹部肠管充气影减少;膈肌横形边缘影像中断、不清晰或消失;患侧肺塌陷,纵隔向健侧移位。

(2)消化道造影:上消化道造影或钡灌肠可见胸腔内有肠管显像。

(3)B 超或 MRI 可在胸腔内探及肠管、脾脏、肾脏等。

(五)鉴别诊断

1.肺部囊性病变

肺部囊性病变如先天性肺囊性腺瘤样畸形,病变较大者在出生时或出生后不久即引起呼吸困难、发绀等,胸部 X 线检查可见蜂窝状影像,这与新生儿 CDH 相似,但肺囊性腺瘤样畸形在查体时胸部不会闻及肠鸣音,胸部 CT 检查可鉴别诊断本病。

2.纵隔囊性肿物

纵隔囊性肿物如囊性畸胎瘤、神经源性或甲状腺源性囊肿等,肿物较大者可引起新生儿呼吸窘迫,往往需要 CT 检查进行鉴别。

3.肺缺如或不发育

先天性肺缺如或不发育的新生儿常在出生后即出现严重的呼吸困难,胸部 X 线检查可显示患侧胸腔未见肺纹理,CT 检查可明确诊断。

4.其他类型膈肌缺陷

其他类型膈肌缺陷如胸骨后疝或食管裂孔疝,往往表现为年长儿呕吐等消化道症状,行上消化道造影可供鉴别。

(六)治疗

既往由于对 CDH 的发病机制缺乏认识,认为肺脏受腹腔脏器压迫是其主要问题,因此新生儿 CDH 都被认为需急诊手术治疗,以求尽快解除肺脏受压。但是,随着研究的深入,发现有些 CDH 患儿术后出现了呼吸系统情况恶化,认为手术降低了呼吸系统顺应性,使气体交换功能更差,增加了 CDH 患儿死亡的可能性,因此提出延时手术观点:延长术前准备的时间,在改善内环境并保持血流动力学稳定后再行手术治疗。

新生儿 CDH 的术前准备主要有"置三管"原则:①鼻胃管置管,起胃肠减压作用,以减少胃肠道积气、降低胸腔压力、减轻肺脏压迫;②气管插管,以机械通气辅助呼吸,缓解氧合受阻;③动脉置管,可以实时监测血中 PaO_2、$PaCO_2$、pH 等血气变化,及时纠正高碳酸血症和酸中毒。

CDH 手术途经有经腹、经腹两种。左侧膈疝一般经腹、采用左肋弓下斜行切口,将疝入的腹腔脏器回纳疝入腹,合并有肠旋转不全等消化道畸形时可一并矫治。右侧膈疝常有肝脏疝入胸腔,经腹复位存在困难且较危险,通常行右侧胸部切口,便于肝脏复位及膈肌修补。

随着微创外科的日益发展,腹腔镜对行膈肌修补术已应用于临床,对于生命体征稳定、无合并严重畸形的 CDH 患儿可在腹腔镜下行膈肌修补术,恢复速度明显加快,近期效果良好。但是,对于新生儿 CDH,其腹腔空间也相对较小,若出现肠胀气,脏器容积则更大,腹腔内剩余的操作空间越小,则需高压充气扩大操作空间,加上婴儿以腹式呼吸为主,腹内高压将可能对肺产生进一步的打击,使病情恶化。因此,应用腹腔镜治疗新生儿 CDH 受到了一定的限制。胸腔镜治疗 CDH 存在明显优势,例如胸腔存在自然空腔,当疝内容物回纳入腹后、无须增加气压,肺脏本身已呈塌陷状、没有腹部脏器阻挡,有着良好的术野暴露和操作空间。

无论是经胸或经腹、开放或微创,手术关键在于避免损伤疝内容物及妥善缝合膈肌。对于膈肌缺损较大者,可应用人造织物补片或新型组织相容性较好的生物材料进行修补。由于机体生长可能引起人工补片破裂、膈疝复发,所以也有医师采用自体组织移植进行修补,如腹横肌翻入修补或背阔肌瓣来进行修补。

(七)预防

CDH 为先天畸形,病因尚未明确,目前并无确切的预防措施,但是,随着产前诊断技术的不断提高,越来越多的 CDH 在胎儿期被检出,因此,需加强围生期管理,如产前密切监测、选择有专业新生儿外科的医院分娩或出生后及时转运至儿童专科医院、术前积极稳定呼吸循环状态、选择合适的手术时机及手术方式,从而提高 CDH 治愈率。

第六节　气管支气管异物

气管支气管异物属儿科的急症,可造成儿童的突然死亡。本病多见于学龄前儿童,以婴幼儿最多见。男孩多于女孩,5 岁以下患儿占 80%～90%。

一、病因及发病机制

小儿臼齿未萌出且咀嚼功能差;喉头保护性反射功能不良;进食时爱哭笑打闹;学龄前儿童喜欢将一些小玩具、笔帽、珠子等含于口中玩耍,当受到惊吓、哭闹时,深吸气时极易将异物吸入呼吸道。异物位于主气管内,患儿在短时间内发生吸气性呼吸困难甚至发生窒息而危及生命;异物位于支气管内,阻塞一侧,而另一侧支气管仍保持通畅,仍然能够保证呼吸;少数患者双侧支气管异物,与正气管异物情况相似。由于右支气管短粗,似气管直接延伸,异物较易坠入右支气管。

临床上,气管支气管异物分为两类。外源性异物多见,可分为固体性、液体性。临床上常见的有瓜子、花生、果核、笔帽等,也可见到消化道造影时钡剂的误吸;内生性异物较少见,如肉芽、假膜、分泌物栓、支气管淋巴结结核破溃等。

二、临床表现

异物进入气管后,多有刺激性呛咳及憋气,部分异物可被咳出,之后引起反射性呕吐及呼吸困难,片刻后症状减轻或缓解。视异物的大小和停留于气道的部位而产生不同的症状。如异物嵌于声门区可发生严重的呼吸困难,甚至窒息死亡。较小的异物可无症状。异物停留时间较长者,可有疼痛及咯血等。异物若停留在气管,多随呼吸移动而引起剧烈的阵发性咳嗽,睡眠时咳嗽及呼吸困难均减轻。呼吸困难多为吸气性的,若异物较大,嵌在气管隆凸之上,则吸气、呼气均困难,同时呼气有喘鸣音,极似支气管哮喘,需鉴别。

一般气管异物有以下 3 个典型症状。①喘息:因空气经过异物阻塞处而发生,于张口呼吸时听得更清楚。②气管拍击音:异物随呼出气流撞击声门下发生,咳嗽时更为显著,异物固定不动时无此音。③气管撞击音:发生原理同气管拍击音,触诊时气管可有撞击感。

异物停留于一侧支气管,患儿咳嗽、呼吸困难及喘息症状可减轻,仅有轻度咳嗽及喘鸣,即"无症状的安静期"。继之,感染而出现相应症状,如发热、咳嗽、咳痰等慢性支气管炎、慢性肺炎、支气管扩张或肺脓肿等症状。

三、辅助检查

(一)实验室检查

继发感染后外周血白细胞计数增高,CRP 增高。

(二)影像学检查

对于可透过 X 线的异物,可以通过观察呼吸道梗阻的情况,如肺气肿、肺不张及纵隔移位等协助诊断。对于不透过 X 线的异物,可通过影像学确定其部位、大小及形状,以区别气道或食管异物。肺部螺旋 CT 对于难以诊断的和形态特异的异物具有一定的诊断意义。

1.气管异物

气管异物在透视下可表现出双侧肺透亮度增高,横膈位置低平。因气道有阻塞,呼气末肺变暗及横膈上升不明显,心影有反常大小(正常小儿吸气时心影缩小,呼气时心影增大;气管异物患儿呼气时心影横径反较吸气时缩小,即所谓心影有反常大小)。

2.支气管异物

如果果患侧有阻塞性肺气肿时,透视时可见患侧肺透亮度高,横膈低平,活动度受限,纵隔向健侧移位。吸气时,纵隔向患侧摆动,随即回到原位。如果支气管异物患侧有阻塞性肺不张时,透视时可见患侧肺透亮度减低,横膈上升,健侧有代偿性肺气肿,吸气时纵隔向患侧移位。

四、诊断

对于典型病例,根据病史、症状、体征即可诊断。病史较长的支气管异物病例多诊断为肺炎。

(一)误吸异物的病史

病史是诊断呼吸道异物的重要依据,一般家长都能详述,少数家长需反复询问。

(二)胸部体征

胸部体征与梗阻的部位及性质有关。活动于气管的异物,除咳嗽时可闻及拍击音之外,两肺有不同程度的呼吸音降低及痰鸣。若异物梗阻一侧支气管,可表现为一侧或某叶肺不张或肺气肿的体征,患侧肺部叩诊或浊音或鼓音,但听诊呼吸音均减低,如有继发感染,则可闻及痰鸣或喘鸣音。异物取出后,有时可闻及中小水泡音,这是由潴留的分泌物排出所致,一般术前多不易听到。

(三)影像学检查

对不透 X 线的异物,可确定其部位、大小及形状。对于能透 X 线的异物,需要透视观察气道受阻塞的间接征象。

(四)支气管镜检查

支气管镜检查是确诊支气管异物最直接准确的方法。

五、鉴别诊断

需要鉴别的疾病包括支气管哮喘、支气管炎、肺炎、支气管内膜结核、塑形性支气管炎等。

六、治疗

异物进入气管或支气管,自然咳出的概率只有 1% 左右,因此必须设法将异物取出。

(1)气管和支气管镜治疗。

(2)胸科手术:对于异物位置深、嵌塞时间长、局部肉芽增生包裹明显、周围局部支气管压迫严重,或者采用气管镜取出难度大,容易造成支气管撕裂、大出血等危险的情况,可考虑采取胸科手术治疗。

(3)并发症的处理:严重并发症包括气胸、纵隔气肿、心力衰竭等,需立即处理。硬质气管镜取异物后有可能损伤喉部而发生喉水肿,术后应给予抗生素及肾上腺皮质激素治疗,喉梗阻严重者应行气管切开术。

七、预防

气管支气管异物是完全可以预防的。应广泛地向家长及保育员进行宣教,3 岁以下的小儿不应给花生、瓜子、豆类及其他带核的食物。小儿进食时不要乱跑乱跳,进食时不可惊吓、逗乐或责骂。教育儿童改掉口含笔帽、小玩具等坏习惯。对于幼儿可能吸入或吞下的物品,均不应作为玩具。

第三章　消化系统疾病

第一节　小儿腹泻

小儿腹泻是由于小儿肠道免疫功能相对低下,肠道内细菌或病毒感染或饮食、气候因素等引起的,以急、慢性腹泻为主要临床表现的一组疾病。由于婴儿发病较多,故在婴儿患病时又称婴儿腹泻。严重时,可导致水、电解质及酸碱平衡紊乱。

一、发病机制

(一)内在因素

婴幼儿胃肠道黏膜防御功能相对较差,胃酸及消化酶分泌相对少,胃肠道分泌型 IgA 水平低是导致婴幼儿腹泻的原因。

(二)外在因素

外在因素有:①轮状病毒感染是引起秋冬季婴儿腹泻的最常见病毒;②致腹泻大肠埃希菌、弯曲菌、小肠耶尔森菌、金黄色葡萄球菌等可致婴幼儿腹泻;③肠道梨形鞭毛虫等也是婴幼儿腹泻的病因;④婴幼儿上呼吸道感染、肺炎、中耳炎等,由于发热及病原体毒素对胃肠道的影响,使肠道蠕动增加,可导致腹泻;⑤喂养不定时或食物中含有致敏成分、气候突然变化使肠蠕动功能紊乱等因素,也可引起婴幼儿腹泻。

二、临床表现

(一)按腹泻病程分类

按腹泻病程分为以下几种。①急性腹泻:病程持续在 2 周以内者;②迁延性腹泻:病程持续在 2 周至 2 个月以内者;③慢性腹泻:病程持续在 2 个月以上者。

(二)按病情轻重分类

1.轻型腹泻

患儿一般无全身症状,意识尚好,失水常不明显,偶有恶心、呕吐、大便次数多在每天10次以下。大便可呈黄色或黄绿色,混有少量黏液或白色皂块,粪量不多,有时可因粪便中水分较多而呈"蛋花汤"样。

2.重型腹泻

腹泻频繁,每天10次以上,甚至可达数十次,大便量多,水样。显微镜在每高倍视野检查可见粪便中白细胞10计数个以下,患儿食欲低下,常伴呕吐及轻微腹胀。多有不规则低热,有时也可高达40 ℃左右,精神萎靡,甚至昏迷或惊厥,水及电解质平衡紊乱表现明显,可见轻至重度脱水,低钾、低钙、低镁、低磷及代谢性酸中毒等。

大肠埃希菌感染所致腹泻一般发生于5~8月份,大便可呈"蛋花汤"样,腥臭,黏液较多,偶见血丝,常伴呕吐,但一般无明显发热及全身症状,严重者可有脱水、发热表现。轮状病毒感染常见于秋季,又称秋季腹泻,起病急,常合并上呼吸道感染,中毒症状一般不明显,大便呈水样或蛋花汤样,无腥臭,病程多在1周左右。金黄色葡萄球菌感染性腹泻,多见于长期或大量口服广谱抗生素后,起病急,中毒症状明显,大便呈暗绿色,水分多,含黏液,大便镜检时可见多量脓细胞及革兰阳性球菌。真菌感染所致腹泻者,易发生于体弱或长期服用抗生素者,常伴鹅口疮。大便黄色,泡沫较多,有时是豆腐渣样,含黏液,镜检可见便中真菌孢子及菌丝。

三、诊断

根据腹泻及大便性状、粪便显微镜检查结果可以做出诊断。诊断同时,应判明有无失水及失水程度、电解质及酸碱平衡状态。

诊断明确后,还应注意与细菌性痢疾、生理性腹泻及急性坏死性肠炎相鉴别。生理性腹泻多见于虚胖且伴有湿疹的婴儿,大便次数多,稀薄黄绿,但婴儿食欲好,体重增长正常,添加辅食后一般可以自然消失。

四、治疗

(一)调整饮食

原则上无须禁食,母乳喂养者可缩短每次哺乳时间,人工喂养者可予米汤或稀释的牛乳,由少到多,由稀到浓。重症患儿,特别是呕吐严重者,应暂时禁食,但禁食时间不宜过长,呕吐缓解后即可逐步恢复饮食。病程长、热量摄入不足时需及时经静脉补充营养及水分。

(二)加强护理

加强护理需勤换尿布,清洗臀部,预防上行性尿路感染及尿布皮炎。同时需注意婴幼儿的消毒、隔离,及时观察粪便性状、尿量的改变等。

(三)控制感染

控制感染首先最好能进行粪便细菌学检查,依据药敏试验结果选择适当的抗生素。致病性大肠埃希菌感染者可选用庆大霉素、诺氟沙星等;金黄色葡萄球菌感染者可在停用原来使用的抗生素的基础上,选用万古霉素、苯唑西林或邻氯青霉素等;真菌感染者可选用制霉菌素或克霉唑等。

(四)液体疗法

液体疗法是治疗腹泻的关键措施。失水不严重、无呕吐或呕吐不剧烈者,首选口服补液盐。1971 年世界卫生组织推荐的口服补液盐配方为:NaCl 3.5 g,KCl 1.5 g,$NaHCO_3$ 2.5 g,葡萄糖 20 g,加温开水至 1 000 mL。可根据失水程度计算补液量。一般按轻度失水 50 mL/kg 体重,中度失水 80~100 mL/kg 体重,重度失水 100~120 mL/kg 体重计算累积损失量。重度失水时,一般不推荐口服补液,上述所计算量需在 4~6 小时服完。继续损失量按失多少、补多少的原则补充。一般要求每隔 5~10 分钟喂一次,每次 10~20 mL。

病情严重、呕吐或腹泻剧烈,有明显失水及电解质、酸碱平衡紊乱者需静脉补液。第 1 天按轻度失水时 120 mL/kg 体重,中度失水时 150 mL/kg 体重,重度失水时 200 mL/kg 体重计算累积损失的补液量。等渗性脱水用 1/2 张含钠液,低渗性脱水用 2/3 张含钠液,高渗水脱水用 1/3 张含钠液补充。在测定血钠浓度前或无条件测定时,可先用 1/2 张含钠液补充。病情好转后可逐渐给予 1/3 张含钠液。补液的速度需依病情而定,原则上是先快后慢,第 2 天对轻、中度脱水者可在第 1 个 8 小时内首先补入总量的 1/2,余量可在以后的 16 小时内滴完。重度失水者需尽快补充血容量,可用生理盐水、血浆或平衡液按每次10~20 mL/kg体重静脉推注或于 0.5~1.0 小时快速静脉滴入,需注意防止在短期内因液体输入速度过快而致心力衰竭或肺水肿等并发症,余下的液体可在剩余时间内逐步滴入。患儿第 2 天的补液一般以匀速在全天内平均滴入。补液的同时,还需根据病情及检测结果以 5%碳酸氢钠溶液纠正酸中毒,及时补钾及其他电解质,但需注意见尿补钾的原则,防止出现高钾血症。

第二节　先天性肥厚性幽门狭窄

先天性肥厚性幽门狭窄(congenital hypertrophic pyloric stenosis，CHPS)是由于幽门肌层增生、肥厚，使幽门管狭窄、延长而引起的胃出口梗阻，是新生儿、小婴儿常见的消化道畸形之一，占消化道畸形的第 3 位。1888 年 Hirschsprung 首次详细描述了该病的病理改变及临床特征，1889 年 Lobker 首次行胃肠吻合术治疗该病获得成功，但该手术的死亡率高达 50% 左右。Fredet 于 1908 年和 Ramstedt 于 1912 年相继创建幽门环肌切开术治疗该病获得了良好疗效，使死亡率明显下降，目前已下降至 0.4% 以下。此手术的建立，成为小儿外科发展史的一个里程碑。CHPS 发病率为 1.5‰～4‰，男性发病率约为女性的 4 倍，尤其是第一胎男性更易患病，多为足月产儿，未成熟儿较少见。

一、病因

有关 CHPS 的病因，人们曾做过广泛的研究，虽然众多研究提示其发病与幽门肌松弛障碍有关，但其确切的病因至今仍不清楚，归纳起来大致有以下几个观点。

(一)遗传因素

本病系多基因性遗传，有家族性发病倾向，已证实与 X-连锁及一些不确定的环境因素有关，单卵双胎比双卵双胎多见。父患此病，其子的发病率可高达 5%，其女为 2.5%；母患此病，则子和女的发病率分别为 20% 和 7%。

(二)原发性幽门肌肥厚

在胚胎第 4～5 周，由于幽门部发育过程中幽门肌过度增生，尤其以环肌明显，使幽门肥厚、幽门管狭窄和延长，故这种情况在出生时已经存在，但出生后并不立即出现症状。而且，在未成熟儿或出生后不久即死亡的婴儿尸检中亦可发现少数受检对象有橄榄状的幽门肥厚。患儿在出生后早期因进食奶量少，乳汁尚能通过。但是，随着进食奶量增加、胃蠕动加强，一方面，刺激幽门部黏膜发生水肿，使幽门管更加细小；另一方面，导致神经中枢对内脏的调节功能失调，使幽门发生痉挛，故逐渐出现了幽门梗阻症状。

(三)神经发育异常

幽门肌间神经丛在胚胎第 12～14 周开始出现，第 24～26 周发育成熟。许多研究者对内在神经和神经节细胞的形态改变进行了研究，其中包括成熟度，分布以及这些细胞的变性、退化等,但目前尚未形成统一意见。Herbest 首次观察到 CHPS 患儿幽门肌间神经丛内神经节细胞及轴突呈退行性改变。1956 年 Friesen 等观察到,虽然单位面积内神经节细胞数目减少不明显,但成熟的神经节细胞明显减少,认为神经节细胞未成熟是 CHPS 的原发病。Kobayashi 等应用激光共聚焦显微镜结合免疫组织化学双标技术研究幽门组织神经分布时发现,幽门肌层神经纤维异常增粗和扭曲。

起源于神经嵴细胞的肠神经系统受神经营养因子(neurotrophin,NT)调控,NT 促进中央和外周神经系统神经元的分化、生长和发育,神经生长因子(nerve growth factor,NGF)、脑源性神经营养因子(brain-derived neurotrophic factor,BDNF)、神经营养素-3(neurotrophin-3,NT-3)和神经营养素-4/5(neurotrophin-4/5,NT-4/5)都是 NT 家族中的成员。这些神经营养因子需与其相应的酪氨酸激酶受体(tyrosine kinase receptors,Trk)结合才能发挥生物学效应,原癌基因 Trk 家族编码的蛋白有 TrkA、TrkB 和 TrkC。2001 年 Guarino 等研究发现,CHPS 患儿和正常儿幽门肌间神经丛中 TrkA、TrkB 和 TrkC 的染色强度无明显差异;但是,前者的幽门组织中缺乏 TrkA 染色阳性神经纤维;而且,幽门组织中 NGF、NT-3 和 BDNF 含量明显低于正常对照组。因此,有学者认为,CHPS 患儿幽门神经组织病理改变主要是神经发育不成熟或停滞,各种影响幽门神经组织发育成熟的因素可能是构成幽门狭窄的病因之一。

有学者研究发现,CHPS 患儿幽门环肌中缺乏一氧化氮合酶(nitric oxide synthase,NOS)染色阳性的神经纤维,纵肌层内也较正常为少。由于一氧化氮(nitric oxide,NO)是胃肠道主要的抑制性神经递质,在维持肠道平滑肌松弛及幽门的正常生理功能中起着重要作用,缺乏 NOS 阳性神经纤维可导致幽门肌松弛功能障碍,认为 CHPS 患儿幽门组织中 NOS 阳性神经纤维缺乏是幽门痉挛的原因,幽门肥厚、狭窄是幽门痉挛的结果。此外,又有学者发现环肌层内及肌间神经节周围缺乏肠间质细胞(interstitial cell of Cajal,ICCs)或 ICCs 发育不成熟,而 ICCs 是正常胃肠道蠕动的起搏细胞,提示肥厚性幽门狭窄可能是平滑肌细胞起搏、去极化障碍所致的先天性异常。

(四)胃肠激素紊乱

有学者在研究人类正常胃肠道平滑肌中肽类神经递质的分布中发现,呈神经肽 Y 或血管活性肠肽(vasoactive intestinal peptide,VIP)染色阳性的神经纤维见于整个胃肠道平滑肌中,而脑啡肽和(或)P 物质染色阳性的神经纤维在幽门管壁中最多。但是,这些肽能神经纤维在 CHPS 患儿的幽门环肌中,或缺如或少于正常对照组的 5%。有学者研究发现，VIP 以剂量依赖方式降低幽门收缩的强度和时间，故这种缺陷可能是造成幽门肌层肥厚的一种原因。Dodge 于1976 年用 5 肽促胃液素成功建立 CHPS 动物模型，CHPS 患儿血清促胃液素较正常儿明显增高，故认为 5 肽促胃液素对本病的形成有一定作用。但是，有学者认为，CHPS 患儿血清促胃液素增高是胃窦部扩张、胃内呈高压状态的结果，而不是病因。有关 CHPS 与胃肠道激素的关系，仍有待于进一步研究。

二、病理及病理生理

(一)病理组织学改变

本病的病理改变为幽门壁显著增厚，以环肌为主，环肌层纤维异常增生、肥厚，纵肌层纤维数量无明显增多，仅轻度增厚。幽门部呈橄榄状，质地硬而有弹性，表面光滑，色泽略苍白，肿块直径是 10~16 mm，长度 20~30 mm，肌层厚4~7 mm(正常幽门肌层厚≤3 mm)。在幽门切面上，幽门近端肌层不突出，与正常胃窦肌层逐渐移行融合，而幽门远端肌层突然终止且突入十二指肠腔内，形如子宫颈突出于阴道。肥厚的肌层将幽门管黏膜压缩，形成较深的纵行皱襞，使管腔缩小，加上黏膜水肿，管腔则更为狭窄。胃较扩张，胃壁增厚，黏膜充血、水肿，严重时可出现糜烂、溃疡、出血。最近的研究表明，大约 12% 的 CHPS 合并胃小凹细胞异常增生(foveolar cel hyperplasia，FCH)，导致胃小凹皱襞更为明显，可能是 CHPS 术前、术后持续呕吐的原因之一。极少数 CHPS 合并异位胰腺，即在肥厚的肌层内有胰腺组织，根据病理改变将其分为两型:仅有内分泌腺胰岛组织者为 Heinrich Ⅰ型;有胰岛组织，又有外分泌腺的腺泡和排泄管者为Heinrich Ⅱ型，该型在肥厚的环肌内可见许多囊腔，其形状和大小不同，囊腔内被覆单层柱状上皮细胞的导管和外分泌腺泡，同时可见胰岛组织，呈团索状。此外，大约 7% 的 CHPS 患儿伴有其他畸形，以食管裂孔疝和腹股沟斜疝最为常见。

(二)胃食管反流

近年来，对 CHPS 所致胃食管反流的研究备受重视。据文献报道，10% 的胃食管反流伴有幽门狭窄，而 30% 左右的幽门狭窄伴有胃食管反流，并认为食管下段括约肌功能不全为主要原因。CHPS 术前以酸性胃食管反流为主，是由于幽门肥厚性狭窄使胃排空延迟，胃内容物潴留，使胃内压力升高导致"开放压"增高，最终使胃-食管压力差变小。当手术解除了幽门梗阻，使胃内压力降低，胃-食管压力差增大，酸性反流减少，呕吐症状得以改善或消失。同时，由于术后幽门窦部的防反流作用被削弱和破坏，使碱性十二指肠液易于反流入胃内，导致了胃内 pH 上升,术后则以十二指肠胃反流和混合性胃食管反流为主。随着术后幽门组织结构和功能的逐渐恢复,反流可逐渐改善并消失。

三、临床表现

(一)呕吐

呕吐为该病主要症状,典型的表现是非胆汁性喷射性呕吐,进行性加重。呕吐多在出生后 2～3 周出现,少数在出生后 3～4 天或迟至 2～3 个月发生,呕吐症状出现的早晚与幽门肌增生、肥厚的轻重、幽门管腔的狭窄程度有关。一般开始时仅为溢奶,偶有呕吐,之后呕吐呈进行性加重,几乎每次喂奶后当即或数分钟后出现呕吐,由于肥厚的胃壁肌层产生高压,继而由一般性呕吐转变为喷射性呕吐,呕吐物经口和鼻孔喷出。以后由于胃逐渐扩张和松弛,奶汁在胃内存留的时间延长,呕吐次数减少,有时喂奶 1～2 次也不吐,但呕吐时吐出物量多,将前数次进食的奶一并吐出,此时呕吐物多含奶凝块,并有酸味。呕吐之前常无恶心,呕吐物不含胆汁,仅为奶汁、奶凝块和胃液。少数呕吐严重的患儿因胃黏膜出血或反流性食管炎,呕吐物呈咖啡色。呕吐后患儿即因饥饿有很强的食欲,但喂奶后呕吐会再次发作。

(二)全身症状

症状持续数天后,由于奶、水摄入不足,患儿常会出现体重下降、脱水,患儿排尿量明显减少,粪便干燥。长期呕吐、饥饿者会出现营养不良、明显消瘦、皮下脂肪减少、皮肤松弛有皱纹、精神萎靡。因幽门梗阻引起的呕吐导致过量胃酸丧失,产生低氯低钾性碱中毒,呼吸变浅、变慢。碱中毒可使血中游离钙下降,表现为喉痉挛和手足抽搐。随着病情进展,脱水严重,肾功能受损,酸性代谢产物潴留,部分碱性物质被中和,此时碱中毒症状反而不明显。由于摄入量少、脱水严重、肾功能低下,最终出现代谢性酸中毒。

(三)伴发黄疸

黄疸在幽门狭窄的婴儿中发生率为 2%～5%,以间接胆红素升高为主。其发生机制尚不清楚,可能与饥饿和肝功能不成熟有关,患儿肝组织活检标本化学研究表明,肝葡萄糖醛酸基转运酶缺乏。幽门梗阻解除后 5～7 天黄疸会自然消退,故无须进行特殊治疗。

(四)腹部体征

喂奶后可见上腹部膨隆,常可见自左肋下向右上腹移行的胃蠕动波,下腹部平坦或凹陷。本病特有的体征是在右上腹肋缘下腹直肌外缘处触及橄榄样肿块,质地较坚硬,肿块大小为 1～2 cm,可稍活动,在患儿熟睡或胃排空、呕吐或胃肠减压后较易触及,约90％CHPS患儿通过仔细触诊、反复检查可检出这一体征。

四、诊断和鉴别诊断

根据典型的呕吐病史,即出生后2～3周出现喷射性呕吐,且进行性加重;呕吐物为奶汁或奶块,不含胆汁;上腹部可见从左到右的胃蠕动波并触及橄榄样肿块,即可确诊。对高度怀疑而又未能触及肿块的患儿,则需进行实时超声检查或上消化道钡餐检查以协助明确诊断。

(一)超声检查

超声检查目前是不能触及幽门肿块患儿的首选诊断方法,该方法安全、简便、易行,图像清晰,易于识别。可以先给患儿服少量糖水,患儿取右侧卧位,当沿幽门长轴纵切时,表现为梭形低回声团块,呈"子宫颈样"征;当沿幽门短轴横切时,则表现为圆形低回声团块,呈低—稍强—低的"靶环"征。肥厚的幽门环肌呈低回声、均质,其外层为较薄的浆膜层,轮廓清晰,中央可见呈较强回声的幽门管黏膜,幽门管腔呈线状无回声,可测量肥厚肌层的厚度、幽门管的直径和长度。正常小婴儿幽门肌厚度<3 mm,幽门管长度<15 mm,幽门管直径<13 mm;目前,较常用的B超诊断CHPS的标准是:幽门肌层厚度≥4 mm,幽门管长度≥16 mm。同时,注意观察幽门管的开闭和食物通过情况,有研究发现少数病例幽门管开放正常,称为非梗阻性幽门肥厚,随访观察肿块逐渐消失。

(二)X线钡餐检查

目前仅用于少数临床与B超诊断不清的病例,诊断的主要依据如下。

(1)透视下可见胃扩张,胃蠕动增强。

(2)钡剂经过幽门排出时间延长:正常婴儿服钡剂后立即或数分钟后就可见造影剂通过幽门进入十二指肠,幽门狭窄时15～20分钟无钡剂通过幽门。

(3)胃排空时间延长:正常婴儿胃排空时间为2.5～3小时,幽门狭窄时6～10小时不排空,甚至24小时仍有钡剂残留胃内。

(4)幽门管延长达1～3.5 cm,有的呈弧形向头侧弯曲,管腔狭窄如线条状(<2 mm),胃窦部幽门前区呈"鸟喙状"、十二指肠球底压迹等,是CHPS的特有X线改变。检查后为防止胃食管反流和吸入气管,需经胃管吸出胃内残留钡剂,并用温盐水洗胃。

(三)鉴别诊断

1.喂养不当

喂奶过多、过急,或人工喂养时由于奶瓶内气体吸入胃内,或喂奶后体位不当等,均为新生儿呕吐常见的原因。故对以呕吐为主诉而就诊的新生儿,应仔细询问喂奶情况,分析呕吐与喂奶的关系。如因喂养不当引起呕吐,应防止喂奶过多、过急,食后怀抱小儿,轻拍后背使积存于胃内的气体排出,呕吐即可停止。

2.胃食管反流

新生儿由于暂时性的食管下段括约肌发育不良,胃贲门因缺乏肌张力而经常处于开放状态。患儿多在出生后几天内就出现呕吐,尤其是喂奶后将患儿平放时易发生呕吐;如果将患儿竖立,即可防止。X线钡餐检查见贲门开放,造影剂向食管内反流,便可诊断。治疗可用较稠厚的奶汁,喂奶后取直立位2～3小时。待贲门肌张力恢复,则可痊愈;但是,30%左右的CHPS患儿伴有胃食管反流。

3.胃扭转

胃扭转多见于出生后几天内出现呕吐,偶呈喷射状,呕吐物为奶,一般发生在喂奶后,特别是移动患儿时呕吐更明显,腹部无阳性体征。X线钡餐检查可以确诊,其X线特点如下:①胃大弯位于胃小弯之上;②胃黏膜与食管黏膜有交叉现象;③幽门窦的位置高于十二指肠球部;④双胃泡、双液平面;⑤食管腹段延长,且开口于胃下方等。

本病采用体位喂养法,即喂奶后保持原位,半小时或1小时后放平,一般3～4个月后症状自然减轻或消失。

4.幽门痉挛

幽门痉挛是引起幽门梗阻的常见原因,过多的胃酸刺激是引起幽门痉挛的重要因素。多在出生后就出现呕吐,且程度较轻,为不规则间歇性呕吐,不呈进行性加重,无喷射性呕吐。这种患儿触不到幽门肿块。超声检查可见幽门管收缩,但没有幽门肌增厚。X线检查幽门仅有轻度梗阻,无典型幽门狭窄的影像。每次喂奶前15分钟服数滴1∶5 000的阿托品,疗效较好。

5.幽门前瓣膜

幽门前瓣膜是一种少见的先天性消化道畸形,在幽门部或胃窦部有由黏膜和黏膜下组织构成的瓣膜,将胃和十二指肠分隔开。瓣膜有的完全,有的有孔。完全瓣膜于出生后便出现完全梗阻症状,有孔瓣膜出现症状的时间不同,一般多在新生儿期发病。其主要症状为呕吐,多发生在喂奶后,常呈喷射状,呕吐物为奶,无胆汁,并常见胃蠕动波,临床上与CHPS相似,较难鉴别。其主要鉴别要点如下。

(1)幽门前瓣膜的患儿查体和B超检查在右上腹部无肥厚的幽门肿块。

（2）X 线钡餐检查除见幽门腔狭窄外，无幽门管延长、弯曲及十二指肠球底压迹等 CHPS 特有的 X 线改变。

（3）该病用镇静、解痉剂治疗无效，只有手术切开或切除瓣膜行幽门成形术，才能取得良好的效果。对于幽门梗阻的病例，在术中如发现幽门部无明显病变，应切开胃壁，探查幽门腔有无瓣膜。

五、治疗

诊断确立后，应积极完善术前准备，尽早实施手术治疗。开腹或在腹腔镜下行幽门肌切开术，该手术操作简便、效果良好、死亡率低，是目前治疗 CHPS 的首选手术方式。

（一）术前准备

（1）根据患儿的临床表现及血液生化检查结果，给予静脉补液，纠正水、电解质、酸碱平衡紊乱和营养不良等情况。根据脱水程度决定补液量和速度，同时根据血生化检测结果适量补给电解质，患儿排尿后可补充钾盐。当动脉血 pH＞7.6时，可静脉注射西咪替丁（10 mg/kg，每天两次）或奥美拉唑（0.1 mg/kg，每天 1 次）1～2 天，以抑制胃酸分泌，减少胃酸丢失，使 pH 迅速降至 7.5 以下。营养不良者给予静脉营养；贫血者术前少量输血；改善全身情况，治疗原有疾病，如肺炎、凝血功能障碍等。

（2）梗阻症状严重者，手术前晚用温盐水洗胃，以减轻胃黏膜水肿。

（二）开腹幽门肌切开术

（1）可选用硬膜外麻醉，一般取右上腹横切口或脐上弧形切口。

（2）进腹后推开肝脏边缘，用盐水纱布固定胃，沿胃大弯向幽门方向探查，扪及幽门肿块后将其提出切口外。

（3）在幽门肿块前壁中部无血管区沿肥厚的幽门纵轴切开浆膜层及浅表肌层，切口范围自十二指肠端幽门静脉近侧 1～2 mm 到胃窦部远端超过肿块 5 mm 处。在幽门肌切开的十二指肠端采用"V"形浅表切开延伸切口，有助于减少十二指肠黏膜损伤，Benson 扩张钳可用于分离肌层。

（4）用弯蚊式钳按 45°斜度，或刀柄背部，或 Benson 扩张钳插入幽门浆肌层切口，于直视下钝性分离。若用蚊式钳弯侧分离，钳尖指向胃端，勿将钳尖插入组织内盲目分离。逐渐分开幽门肌层至黏膜下层，使幽门黏膜向外膨出达浆膜水平，然后经胃管向胃内注入气体 60～100 mL，将胃内气体挤入十二指肠，一方面检查幽门黏膜是否完全膨出，发现不能膨出处说明幽门环肌分离不完全，应再次予以分离；另一方面，注意检查幽门和十二指肠黏膜是否完整，有无漏气、漏肠液现象。肌层切口渗血,可用生理盐水纱布压迫数分钟,多能止血。如仍有出血,可用电凝止血。

（5）若术中发现黏膜撕裂,可采用不可吸收缝线间断横行缝合破损黏膜,并斜形切开一侧浆肌层,形成三角形肌瓣,与对侧浆肌层缝合以覆盖其上,也可用带蒂大网膜覆盖。穿孔黏膜的闭合偶尔会使幽门肌切开术失败,如果发生这种情况,可缝合原浆肌层切口以覆盖穿孔的黏膜,将幽门旋转 $45°\sim90°$,重新行幽门肌切开术。如十二指肠黏膜有破损且修补不满意时,应放置腹腔引流管。

（6）在行幽门肌切开术时,如发现合并异位胰腺,或切开肌层后幽门部黏膜膨出不均匀,在黏膜层有硬性条索状物或扁平状物,则应切开幽门探查,确诊后立即将异位胰腺组织全部切除,行 BilrothⅠ式胃切除术。据文献报道,行此手术患儿可治愈;而单纯行幽门肌切开者,症状不能解除将导致患儿死亡。

（7）逐层关闭切口,最好皮内缝合。

（三）腹腔镜幽门肌切开术

1991 年 Alain 首先应用腹腔镜实施了幽门肌切开术,被逐渐推广应用,该手术简单易行、安全、有效、进食早、手术打击小、恢复快,并具有良好的美容效果,现介绍如下。

1.术前

术前常规置胃管,将胃内容物抽空,以免胃膨胀影响手术操作。可选用气管插管全麻,患儿取仰卧位。

2.建立人工气腹和安置套管

脐孔上缘取弧形小切口,开放式置入 3 mm 或 5 mm 套管,缓慢注入 CO_2 建立人工气腹,压力波动在 $8\sim10$ mmHg。此处置入 30°腹腔镜,在腹腔镜监视下,于双侧肋缘下锁骨中线处各置入一个 5 mm 套管,或者在右侧肋缘下锁骨中线处和其下的右中腹部各置入一个 5 mm 套管。

3.幽门肌切开

首先,探查肝、胆囊、胃十二指肠、横结肠及其网膜的附着部和左、右结肠区等。助手经左侧套管插入无损伤抓钳,夹持近幽门的胃窦部固定幽门,并显露其表面的无血管区。术者经右侧套管插入电刀,在幽门无血管区,沿其纵轴自幽门的胃端向十二指肠端切开幽门浆膜及浅表肌层,幽门中段可切深度为 $2\sim3$ mm,向两端逐渐变浅,尤其是十二指肠端。切口范围自十二指肠端幽门静脉近侧1~2 mm 到胃窦部远端超过肿块 5 mm 处。用幽门分离钳分离、扩大切口,直至幽门肌层分开、黏膜完全膨出。经胃管向胃内注入气体 60～100 mL,检查幽门或十二指肠黏膜无破损、创面无活动性出血后,退出操作器械,缓慢排出 CO_2,各切口用吸收线皮内缝合 1 针,无菌敷料覆盖切口,术毕。若发现幽门或十二指肠黏膜破损,需中转开腹手术修补,步骤和方法同开腹手术。

4.注意事项

(1)手术医师一定要具有开腹行幽门肌切开术的丰富经验,才能在腹腔镜手术中正确评估幽门肌切开和撑开的范围。

(2)CHPS患儿多为新生儿及小婴儿,腹壁薄,脐上切口要小,以防置入套管后漏气和套管脱出,影响手术操作及视野。

(3)术前要下胃管排空胃,以免术中穿刺时损伤胃或膨胀的胃影响手术操作。

(4)由于十二指肠第一部活动度差,且肠壁薄,即使用无损伤抓钳也容易将其损伤。而且,暴力或反复操作十二指肠,可能引起十二指肠去浆膜化或十二指肠壁全层的损伤。因此,用无损伤抓钳夹持近幽门的胃窦部,而不是夹持十二指肠第一部来固定幽门,可避免抓钳损伤十二指肠肠壁。

(5)术中操作要轻柔、仔细、缓慢、准确,幽门前壁切开时应距离十二指肠端幽门静脉近侧 1～2 mm,均匀用力逐渐分离幽门肌,勿急于求成,否则易造成十二指肠黏膜穿孔或幽门环肌切开不全。幽门环肌切开、分离完毕后一定要经胃管注气检查有无黏膜穿孔,必要时可由胃管注入亚甲蓝观察。如术中切破黏膜需及时中转开腹手术修补,缝合破损处后,可用大网膜或取邻近浆肌层肌瓣覆盖。

(四)术后处理

(1)术后患儿麻醉清醒后即可拔出胃管。

(2)术后补液 24 小时,纠正水、电解质、酸碱平衡紊乱。对于术中顺利、一般情况良好的患儿,可于术后 4～6 小时开始试服糖水 15～30 mL,两小时无呕吐则给予等量母乳或牛奶,若无呕吐随后逐渐加量,术后 48 小时恢复正常喂养。

(3)对十二指肠黏膜破损的婴儿,宜禁食、胃肠减压 3～4 天。

(4)术后不能按时正常喂养者,要及时静脉补液和营养。

(5)注意观察有无幽门通过不畅或腹腔内感染表现。

(五)术后并发症预防和处理

1.术后呕吐

发生率可达 3%～8%,少数患儿术后仍有呕吐,一般在 24 小时后减轻,部分持续 2～3 天以上,多能自然缓解。如持续呕吐,原因可能有:①幽门管黏膜水肿;②术后胃扩张;③胃炎;④并存胃食管反流;⑤幽门环肌切开不完全,术后复发。通常是由幽门环肌分离不完全所致,但也有人认为复发与再粘连有关。术中浆肌层切开要有足够长度和深度,分离必须达肿块全长,深度以黏膜平幽门切口为度。

以上几种情况应给予输液,加强喂养后的护理,经过保守治疗1周后,症状仍与术前相似,应行上消化道钡餐检查或放射性核素动态胃排空显像检查,鉴别胃是否排空或是否并存胃食管反流,明确呕吐原因,再手术要极为慎重。对于复发者,手术时要远离原来的幽门切口,重新行幽门肌切开术。通过旋转幽门45°~90°,在另一侧实行标准的幽门肌切开术。

2.黏膜穿孔

黏膜穿孔是该病致命的术后并发症,术中损伤了十二指肠或胃黏膜但没有发现,术后出现呕吐、腹胀、发热和腹膜炎表现时才发现。这种情况下必须立即再次手术,包括对十二指肠或胃修补和将带蒂大网膜覆盖在穿孔缝合处,通过旋转幽门45°~90°,在另一侧实行标准的幽门肌切开术。

3.术后腹壁切口感染、裂开

水、电解质、酸碱平衡紊乱(尤以低氯低钾性碱中毒为常见),营养不良和低蛋白血症为主要原因。充分的术前准备是十分必要的,强调只有当水、电解质、酸碱平衡紊乱得以纠正,低蛋白和营养情况有了改善后方能进行手术。同时,注意腹壁各层缝合技术。

据文献报道,开腹行幽门肌切开术和腹腔镜幽门肌切开术术后并发症发生率相似,但开腹行幽门肌切开术黏膜穿孔的发生率明显高于腹腔镜幽门肌切开术,一般发生于十二指肠端。一方面,是由于腹腔镜具有放大作用和更好的可视效果;另一方面,是由于腹腔镜手术侵袭小。但腹腔镜幽门肌切开术环肌不完全切开发生率则明显高于开腹行幽门肌切开术,一般发生在胃端,应引起高度重视。手术治疗CHPS的近、远期疗效均良好,开始喂奶后营养状况很快得到改善,体重迅速增加,生长发育如正常同龄儿童。

第三节　周期性呕吐综合征

周期性呕吐综合征(cyclic vomiting syndrome,CVS)又称再发性呕吐综合征(recurrent vomiting syndrome,RVS),是一种严重影响患儿和家长身心健康和生活质量的临床综合征。该病最早由法国的 Heberden 提出,英国的 Samuel-Gee 进一步的描述。近年来被明确归入功能性胃肠道疾病,目前公认的定义为3次或反复多次的发作性顽固的恶心和呕吐,每次发作持续数小时至数日,2次发作间期有长达数周至数日的完全无症状间隙期。CVS 常于儿童期发病,主要在学龄前期,除胃-食管反流症外,CVS 被认为是引起儿童反复呕吐的第二位常见原因。CVS 患者不存在任何代谢、神经及消化等系统的异常。

一、流行病学

CVS 可发生在各个民族和种族,但真正的流行病学和发生率尚不完全清楚。20 世纪 60 年代 Gullen 调查了 1 000 名 4～15 岁澳大利亚儿童。CVS 的发病率为 2%～3%;90 年代 Abu-Arateh 等报道 CVS 在 2165 名 5～15 岁英国苏格兰儿童中发病率为 1.9%;本世纪初 Ertekin 等报道美国俄亥俄州儿童 CVS 发病率为 0.4%。CVS 通常在儿童起病,主要在学龄前期,儿童平均发病年龄是4.8 岁,国外资料显示,多数有偏头痛家族史。男女均可发病,女稍多于男(55∶45)。

二、病因和发病机制

CVS 的发病机制还不十分清楚,近年来的研究认为与偏头痛、线粒体、离子通道、脑肠轴、内分泌激素异常以及自主神经功能不良有关。也有认为与遗传有关。

(一)偏头痛及相关因素

早在 19 世纪就观察到,CVS 与偏头痛存在广泛的临床联系,二者的发作有惊人的相似之处,均呈刻板、周期性发作,可持续数小时至数天,有面色苍白、嗜睡、恶心、厌食及畏寒等表现,均为自限性疾病。发作间期完全健康。CVS 家族成员中有较高的偏头痛发病率,部分 CVS 以后可进展为偏头痛,抗偏头痛药物普遍被推荐用于治疗 CVS,并取得很好的疗效。

(二)下丘脑-垂体-肾上腺轴和刺激应答

由下丘脑-垂体-肾上腺素轴(HPA)调节的应激反应显示对 CVS 发病起作用。感染、生理和心理因素已被鉴定为 CVS 的触发因素。研究发现,CVS 患儿发病前有过度的 HPA 激活,表现为血清促肾上腺皮质激素(CRF)、糖皮质激素水平升高及随后血清血管升压素、前列腺素 E_2 和血尿儿茶酚胺水平增加,部分患儿表现为发病时有高血压及液体潴留。目前较为注意的是 CRF 在 CVS 中的发病作用。CRF 的清晨峰值也可解释 CVS 多于清晨发作的原因。

(三)自主神经功能不良

自主神经系统对 CVS 既有中枢性又有周围性的作用。CVS 发病时许多症状如苍白、发热、嗜睡、恶心、呕吐及过量流涎等都为自主神经功能紊乱症状。近年研究发现，与对照组相比 CVS 显示有明显增高的交感神经心血管张力。

三、临床表现

(一)分期和分级

1.CVS 分为 4 个时期

(1)间歇期:几乎没有症状。

(2)前驱期:有接近于发作的表现,通过药物尚能控制。

(3)呕吐期:持续而强烈的恶心、呕吐、干呕和其他症状。

(4)恢复期:恶心很快停止,患者恢复食欲及精神状态。

2.按发病严重程度不同分为 3 级

(1)轻度:不影响学习和生活。

(2)中度:学习和生活有困难。

(3)重度:不能学习,生活受到很大影响。

(二)临床特点

CVS 以反复发生、刻板发作的剧烈恶心、呕吐为特征,持续数小时到数天。间歇期无症状,可持续数周到数月。每天发作时间比较固定,通常在晚上或凌晨。一旦发作,在最初的数小时内便达到最大强度,发作和停止却非常快速,呈一种"开-关"刻板模式。

发作时常伴有自主神经和胃肠道症状,如苍白、嗜睡、虚弱、流涎,对光、声音、气味不耐受,少数有高血压,胃肠道症状除呕吐外,腹痛、干呕、厌食及恶心是最常见症状,80％的病例存在诱发因素,包括生理、心理应激和感染。心理应激包括正面因素(生日和节日)和负面因素(家庭和学校因素),饮食因素以及体力消耗和缺乏睡眠,月经期女孩也是典型的诱发因素。

四、诊断和鉴别诊断

(一)诊断 CVS 需注意的问题

虽然 CVS 有较独特的临床表现,但因呕吐症状为非特异性,因此诊断 CVS 前先要求排除常见的或较易治疗的疾病和器质性疾病。详细询问病史在 CVS

的诊断中非常重要。文献提示：以下关键问题的答复是肯定的，则诊断 CVS 的可能性占 70% 以上："患者是否以前有过≥3 次类似呕吐、间隙期完全正常，每次发作都类同，呕吐最严重时超过 1 次/15 min，伴面色苍白、嗜睡、腹痛、厌食和恶心；有偏头痛家族史。"

(二)CVS 诊断标准

1.伦敦 CVS 国际诊断标准(1994 年制定)

(1)必需条件：①3 次或以上发作性呕吐，持续数小时至数天；②发作间歇期无症状，长达数周至数月；③刻板的反复发作，有相同的发作时间和症状持续时间；④无器质疾病因素(缺少实验室或影像学证据)。

(2)支持条件：①发作具有自限性；②伴随症状包括恶心、腹痛、头痛、运动病、畏光及倦怠；③相关体征有发热、苍白、脱水、过度流涎及社交不能。其中恶心和倦怠被认为具有诊断价值。

2.罗马Ⅱ标准(1999 年制定)

小儿 CVS 诊断标准：①3 个或 3 个周期以上剧烈的恶心、顽固性呕吐，持续数小时到数日，间隙期持续数日到数月；②排除代谢性、胃肠道及中枢神经系统器质性疾病。

3.罗马Ⅲ标准(2006 年制定)

小儿 4 岁婴幼儿及儿童、青少年(4～18 岁)周期性呕吐综合征的诊断必须符合以下情况：①2 次或以上发作性剧烈恶心、顽固性呕吐，持续数小时甚至数天；②间歇期为健康状态，可持续数周到数月。

(三)鉴别诊断及所需的辅助检查

CVS 的诊断需排除以下 3 类疾病：胃肠疾病、胃肠外疾病，同时必须注意与慢性呕吐相区别。

五、治疗

因 CVS 的病因和发病机制尚未完全明确，目前尚无特殊治疗方法证明对 CVS 绝对有效。尽管有争议，综合的经验治疗仍是有效控制、减少及缩短发作的手段。治疗分为发作期支持治疗和预防用药治疗。

(一)急性发作期治疗

1.支持治疗

给予患者舒适安静的环境，避免光及强声刺激等不良触发因素，补液，纠正水、电解质紊乱和酸碱平衡，保证热量供应。

2.药物治疗

药物治疗可应用5-羟色胺3(5-HT$_3$)受体阻滞剂静脉止吐,同时使用镇静药(如地西泮)或抗组胺药(苯海拉明)效果较好。效果不佳可联合给氯丙嗪和异丙嗪或氯丙嗪和苯海拉明。

Olden 等发现静脉滴注地西泮可改善许多患儿的症状,尤其是劳拉西泮每0.5～1小时静脉滴注1～2 mg。持续24～72小时,这可能是该药作用于肠道神经和中枢神经的 γ-氨基酪氨酸受体减轻症状。此外,可用 H$_2$组胺受体拮抗剂(雷尼替丁)或质子泵抑制剂(奥美拉唑)减轻腹痛或不舒适导致的持续性干呕和呕吐。

(二)缓解预防期治疗

治疗目的是减少呕吐发作频率,如果发作频率1个月超过1次或发作延长每次持续3～7天时,推荐预防治疗。预防治疗药物:抗组胺药(赛庚啶)、抗抑郁药(阿米替林)及β受体拮抗剂(普萘洛尔)等。国外专家比较推荐5岁以下儿童开始应用赛庚啶。5岁或更大儿童推荐用抗抑郁药物如阿米替林。普萘洛尔在两个年龄组都被推荐为二线用药。

剂量:普萘洛尔0.6～1.5 mg/(kg·d),分3次口服,最大剂量3 mg/(kg·d),通常有效剂量为10 mg,3次/d。禁忌证:哮喘、心力衰竭、心脏传导阻滞及雷诺综合征。阿米替林从0.2～0.4 mg/(kg·d)开始,睡前服,剂量可每周逐渐增加10 mg到最大剂量1.5 mg/(kg·d)。禁忌证:青光眼、癫痫发作及严重心脏病。赛庚啶0.25～0.4 mg/(kg·d),分2～3次口服,最大剂量0.5 mg/(kg·d)。禁忌证:哮喘、青光眼或泌尿系统梗阻。

(三)精神治疗

CVS不仅对患儿,对整个家庭都是一种威胁。由于反复发病使他们感到沮丧和压抑。所以除了使用药物治疗外,还应让家长了解家庭环境不良的情绪均可诱发呕吐发作,积极给予心理治疗。

六、病程及预后

20世纪60年代小样本提示,儿童CVS发作结束于14岁前,病程中位年龄为6年,发病年越早、病程也越长,小于3岁发病,病程持续3～8年,8岁以后发病,病程分别为5.8、4.9及2.9年。近年有报道到18岁时75%患儿呕吐停止,27%发展为偏头痛。对大多数患者来说CVS是偏头痛相关疾病。

第四节 消化道出血

小儿消化道出血在临床上并不少见,就体重和循环血量而论,儿童患者出血的危险性比成人大,故迅速确定出血的病因、部位和及时处理,对预后有重要意义。

根据出血部位的不同,可将消化道出血分为上消化道出血及下消化道出血。上消化道出血是指屈氏韧带以上的消化道出血常见原因,如食管、胃十二指肠后或胰、胆等病变引起的出血;下消化道出血是指屈氏韧带以下的消化道,如小肠、结肠、直肠及肛门的出血。

据统计,小儿消化道出血80%位于上消化道,20%位于下消化道。小儿消化道出血病因很多,约50%为消化道局部病变所致,10%～20%为全身疾病的局部表现,另外,30%左右病因不易明确。近年来,随着纤维内镜及选择性腹腔动脉造影等技术的开展和应用,对引起小儿消化道出血的病因诊断率明显提高,治疗效果也得到显著改善。

一、发病机制

(一)黏液损伤

各种原因所致的消化道黏膜炎症、糜烂及溃疡均可因充血水肿、红细胞渗出或溃疡侵蚀血管而出血。如严重感染、休克及大面积烧伤等可发生应激反应,使胃黏膜发生缺血、组织能量代谢异常或胃黏膜上皮细胞更新减少等改变,导致胃黏膜糜烂或溃疡而出血;消化道内镜检查及坚硬大便等也可损伤黏膜而出血。

(二)消化道血循环障碍

肠道循环回流受阻,使肠壁静脉明显充血破裂而致消化道出血,如食管裂孔疝及肠套叠。

(三)毛细血管通透性增加

感染中毒及缺氧等均可引起毛细血管的通透性改变而致黏膜渗血。毛细血管病变如过敏性紫癜、维生素C缺乏及遗传性毛细血管扩张症等也可引起出血。

(四)出血凝血功能障碍

凝血因子缺乏、血小板减少或功能障碍等均可引起消化道出血,如血友病及维生素K缺乏等。

二、病因

不同年龄组常见的出血原因有所不同。

(一)新生儿

上消化道出血常见原因:吞入母血、应激性溃疡、新生儿自然出血病以及牛奶不耐受症等。下消化道出血常见原因:坏死性小肠结肠炎、肠重复畸形、肠套叠以及先天性巨结肠。

(二)婴儿

上消化道出血常见原因:吞入母血、反流性食管炎、应激性溃疡、胃炎、出血性疾病以及 Mallory-Weiss 综合征。下消化道出血常见原因:坏死性小肠结肠炎和细菌性肠炎,影响血运的肠梗阻如肠套叠及肠重复畸形。

(三)儿童

上消化道出血常见原因:细菌性胃肠炎、溃疡病或胃炎、反流性食管炎及 Mallory-Weiss 综合征。下消化道出血常见原因:肛裂最常见,肠套叠、炎症性肠病、血管畸形、肠血管功能不全、过敏性紫癜、息肉及寄生虫病也不少见。

(四)青少年

上消化道出血常见原因:溃疡病、炎症、胃底食管静脉曲张、反流性食管炎、Mallory-Weiss 综合征、胆道出血及胰腺炎。下消化道出血常见原因:细菌性肠炎、炎症性肠道疾病、息肉及痔。

三、临床表现

消化道出血的症状与病变的性质、部位、失血量、速度及患者出血前的全身状况有关。

(一)呕血、黑便与便血

呕血代表幽门以上出血,呕血颜色取决于血液是否经过酸性胃液的作用。若出血量大、出血速度快,血液在胃内停留时间短,如食管静脉曲张破裂出血,则呕血多呈暗红色或鲜红色。反之,由于血液经胃酸作用而形成正铁血红素,则呈咖啡色或棕褐色。呕血常伴有黑便,黑便可无呕血。

黑便代表出血来自上消化道或小肠,大便颜色呈黑色、柏油样,黑便颜色受血液在肠道内停留时间长短影响,当出血量较大、出血速度较快及肠蠕动亢进时,粪便可呈暗红色甚至鲜红色,酷似下消化道出血;相反,空、回肠出血,如出血量不多、在肠内停留时间长,也可表现为黑便。

便血是指大便呈鲜红或深红褐色,出血部位多位于结肠,但是在上消化道大量出血时,由于血液有轻泻作用,会缩短排泄时间,使得大便呈鲜红色。

大便性状也受出血量及出血速度的影响,出血量大、出血速度快,大便呈稀糊状;出血量少、出血较慢,则大便成形。

(二)其他表现

其他临床表现因出血量多少、出血部位及出血速度而异。小量出血、出血时间短者可无症状;出血时间长者可有慢性失血性贫血表现,如面色苍白、乏力、头昏及食欲缺乏等;而短期内大量出血可引起低血容量休克,表现为以下几点。

1.周围循环障碍

短期内大量出血,可引起循环血量迅速减少、静脉回心血量不足,心排血量减少,表现为头晕、乏力、心悸、出汗、口干、皮肤苍白及湿冷等。

2.发热

引起发热的机制尚不明确,可能是由于肠腔内积血,血红蛋白分解产物吸收,血容量减少,周围循环衰竭等影响体温调节中枢而导致发热。

3.氮质血症

消化道大量出血后,血中尿素氮常升高,首先出现肠源性氮质血症,是由于消化道出血后,血红蛋白在肠道被分解、吸收,引起血尿素氮升高;肠原性氮质血症出现时间早,24～48小时达到高峰,3～4天恢复正常;当出血导致周围循环衰竭而使肾血流及肾小球滤过率降低,产生肾前性氮质血症,休克纠正后迅速恢复至正常;休克持久造成肾小管坏死,可引起肾性氮质血症,即使休克纠正,尿素氮仍不下降。

四、诊断

消化道出血的诊断包括定性和定位两方面。

(一)定性

1.确定所见的物质是否为血

服用一些药物(铋剂、活性炭及甘草等)和食物(草莓、甜菜、菠菜、西瓜及西红柿等)均可被误认为有便血或黑粪症。

2.是否为消化道出血

鼻咽部或口腔内咽下的血也可以被误认为消化道出血,阴道出血或血尿也被错认为便血,在诊断前应认真检查上述部位。

(二)定位

消化道出血可由胃肠道本身的疾病引起,也可能是全身性疾病的局部表现。因此,首先要排除全身性疾病,然后鉴别是上消化道还是下消化道出血,鉴别方法如下。

1.诊断和鉴别诊断

临床上可根据病史、临床表现以及粪便特点进行诊断和鉴别诊断。

(1)上消化道出血:既往多有溃疡病、肝胆疾病或呕血史;出血时表现为呕血伴有上腹胀痛、恶心及泛酸;大便多为柏油样便,无血块。

(2)下消化道出血:既往多有下腹痛、排便异常或便血史;出血时表现为便血,无呕血,伴有中下腹不适。大便多为鲜红或暗红色,大便稀,量多时可有血块。

2.辅助检查

活动性出血时,可考虑做下述检查以鉴别。

(1)实验室检查:①鼻胃管抽胃液检查,如胃液为鲜红色或咖啡样多为上消化道出血,清亮有胆汁则多为下消化道出血。②血尿素氮浓度与肌酐浓度比值:无论出血多少,上消化道出血比值比下消化道要高。利用此生化指标可简单区分上、下消化道出血。

(2)急症内镜检查:急症内镜检查是指出血后48小时内进行者,其敏感度和特异度均较高,是上消化道出血的首选诊断方法,多主张在出血24~48小时进行。此法不仅能迅速的确定出血部位、明确出血原因,而且能于内镜下应用止血药治疗,如内镜下喷洒去甲肾上腺素及云南白药等。急症内镜检查前应补充血容量,纠正休克,禁食;对于焦虑者,可酌情使用镇静剂。胃内积血影响窥视时,可将积血吸出,或改变体位以变换血液及血块位置;对于黏附的血块,可灌注冲洗以利病灶暴露,但不必去除黏附血块,以免诱发活动性出血。

(3)放射性核素扫描:主要适用于急症消化道出血的定位诊断和慢性间歇性消化道出血部位的探测。其原理是能将亚锝离子还原成锝离子,还原型锝与血红蛋白的β链牢固结合,使活动性出血时红细胞被标记,在扫描中显示出阳性结果。其优点是灵敏度高、无创伤性、可重复检查以及显像时间可持续36小时。缺点是仅能检出何处有血,而不知何处出血,定性及定位的阳性率不高,但可作为选择性腹腔内动脉造影前的初筛检查,以决定首选造影的动脉,如胃十二指肠内发现有标记的红细胞,则可首选腹腔动脉造影。

(4)选择性腹腔内动脉造影适应证:内镜检查无阳性发现的上消化道出血或内镜检查尚不能达到的病变部位或慢性复发性或隐匿性上消化道出血,如憩室炎、血管异常、发育不良或扩张、血管瘤以及动静脉瘘等。腹腔动脉和肠系膜上、下动脉可同时进行造影,只要出血量达到 0.5 mL/min 就可发现出血部位,诊断的准确率可达 70%～95%。其优点是特异度及敏感度高,并可用做治疗手段,如通过动脉插管灌注加压素或栓塞疗法。缺点是费用昂贵、侵入性检查,有一定的反指征(如凝血机制不全)及并发症(如出血和栓塞)。

3.防止复发的方法

基本止血后仍应抓紧定位诊断,以防复发,有以下方法。

(1)内镜检查:活动性出血时,由于视野模糊,内镜定位诊断阳性率不高,但在出血后 24～48 小时进行内镜检查,阳性率可达 80%～90%,且可发现多病灶出血部位。另外,有些病变即可在内镜下治疗,如注射硬化剂、套扎和钳夹等。

(2)X 线钡餐及钡灌肠检查:一般主张在出血停止后 10～14 天进行,确诊率小于 50%。缺点为不能发现急性、微小或浅表性病变,如浅表性溃疡及糜烂性出血性胃炎等,不能同时进行活体组织检查。优点为方便、无痛,易被患儿接受,对某些出血病因(如胃黏液脱垂、食管裂孔疝等)诊断价值优于内镜检查。

五、治疗

消化道出血治疗原则是:①迅速稳定患儿生命体征;②评估出血的严重程度;③确定出血病灶;④明确出血原因,针对病因治疗;⑤制订特殊治疗方法;⑥外科手术治疗。

(一)迅速稳定患儿生命体征

1.一般急救措施

(1)绝对卧床休息:去枕侧平卧,保持呼吸道通畅,避免呕血时将血液呛入气管引起窒息,并保持安静。

(2)禁食:禁食时间应到出血停止后 24 小时。

(3)吸氧:大量出血后血压下降,血红蛋白数量减少,其带氧功能下降,给予吸氧以确保贫血情况下机体重要器官的供氧。

(4)严密观察病情:观察患者脉搏、血压、呼吸、体温、尿量、神态变化、肢体温度、皮肤与甲床色泽、周围静脉充盈情况;呕血及黑粪的量、色泽;必要时中心静脉压测定:正常值为 0.59～1.18 kPa(6～12 cmH$_2$O),低于正常考虑血容量不足,高于正常则考虑液量过多及心力衰竭;测定血常规、血细胞比容、出凝血时间、凝血酶及凝血酶原时间;肝、肾功能及血电解质测定。

2.积极补充血容量

活动性大出血时,应迅速输血或静脉补液,维持血容量。一般根据估计出血量,首先于半小时内输入生理盐水或 5% 葡萄糖生理盐水 20 mL/kg。单纯晶体液,很快转移到血管外,宜适量用胶体液,如全血、血浆或右旋糖酐,常用中分子右旋糖酐,可提高渗透压,扩充血容量,作用较持久,每次 15～20 mL/kg。输血指征:①心率>110 次/分;②红细胞<3×10^{12}/L;③血红蛋白<70 g/L;④收缩压<12 kPa(90 mmHg)。肝硬化患者应输入新鲜血,库血含氮量较多,可诱发肝性脑病。门静脉高压的患者,防止输血过急过多,增加门静脉压力,激发再出血。输血及输液量不宜过多,最好根据中心静脉压(CVP)调整输液速度和量。CVP能反映血容量和右心功能,CVP<0.49 kPa(<5 cmH$_2$O),可加速补液,CVP 超过 0.98 kPa(>10 cmH$_2$O),提示输液量过多,可引起急性肺水肿。另外,排尿量可反映心排出量和组织灌注情况,成人尿量>30 mL/h,说明液体入量已基本满足。

(二)评估出血的严重程度

1.轻度出血

出血量达血容量 10%～15%,心率、血压、血红蛋白及红细胞计数和血细胞比容正常,也可表现为脉搏加快,肢端偏凉,血压降低,脉压降低。

2.中度出血

出血量占血容量 20%,表现为口渴、脉搏明显加速、肢端凉、尿少、血压降低以及脉压降低。卧位到坐位,脉率增加≥20 次/min,血压降低≥10 mmHg,有紧急输血指征。

3.重度出血

出血量占血容量 30%～40%,表现为口渴、烦躁、面色灰、肢凉、发绀、皮肤花纹、脉细速、明显尿少以及血压下降。血红蛋白低于 70 g/L,红细胞计数低于 3×10^{12}/L,血细胞比容低于 30%。

(三)确定出血病灶

根据病史、临床表现、体征及辅助检查可估计出血部位,如呕血并有黄疸、蜘蛛痣、脾大、腹壁静脉曲张和腹水,肝功能异常,蛋白电泳示 γ 球蛋白明显增加,磺溴酞钠实验和吲哚氰绿实验结果较快者,应考虑食管胃底静脉曲张破裂出血,胃镜检查可明确诊断。

(四)确定出血原因

针对病因治疗。明确病因者应及时病因治疗。如为药物引起的消化道黏膜病变应及时停用药物;维生素 K 缺乏出血症应补充维生素 K;如门脉高压症、溃疡病合并穿孔等应及早手术治疗;血液系统疾病应给予纠正出、凝血障碍机制药,如巴曲酶及冻干凝血酶原复合物。

(五)制订特殊治疗方法

消化道出血分非静脉曲张性出血和静脉曲张性出血两类,根据不同的类别采用不同的治疗方法。

1.非血管源性消化道出血(溃疡性出血)

(1)抑制胃酸分泌:患儿仅有出血而无血流动力学的改变,且出血能自行停止者,只需给予抑酸药。体液及血小板诱导的止血作用只有在 pH>6.0 时才能发挥,故通过中和胃酸,减少胃酸对血小板止血作用的抑制,能有效地控制消化性溃疡出血。此外控制胃液的酸碱度可以减少氢离子的反弥散和抑制胃蛋白酶的活力,减轻胃黏膜的损害。临床上常用:①H_2受体拮抗剂,如西咪替丁 25~30 mg/(kg·d),先静脉滴注 2 次/天,2~3 天,病情稳定后改口服,溃疡病连服 6 周,糜烂性胃炎 4 周,溃疡止血率达 86%~90%,应激性溃疡和胃黏膜糜烂止血有效率为 75%;或雷尼替丁 6~7.5 mg/(kg·d),法莫替丁 0.8~1.0 mg/kg。②质子泵抑制剂,如奥美拉唑 0.8~1 mg/(kg·d),静脉注射,或 0.6~0.8 mg/kg,清晨顿服,疗程 4 周。

(2)内镜治疗:当患儿有急性、持续性或再发性出血,存在血流动力学改变,以及病因不明时应做内镜治疗。

指征:溃疡病灶中有活动性出血,血凝块黏附或有裸露血管;如溃疡底清洁、血痂平坦,则不急于内镜下治疗。

方法:局部喷洒止血药物、局部注射、电凝和热凝止血。局部喷洒去甲肾上腺素,机制是使局部管壁痉挛,出血面周围血管收缩,以及促进血液凝固;注射治疗是通过血管旁注入肾上腺素或硬化剂,使组织发生水肿、压迫出血血管而止血;热凝止血治疗的原理是利用产生的热量使组织蛋白凝固而止血。此外,还有激光光凝止血及微波止血。最新用内镜下金属钛夹钳夹制止血管出血也可达到有效止血目的,避免了手术。

(3)血管栓塞治疗:当选择性动脉造影确诊后,导管可经动脉注入人工栓子以栓塞血管达到止血目的,例如对十二指肠球部溃疡出血选择栓塞十二指肠上动脉,常可使出血停止,止血成功率为 65%~75%。但动脉栓塞止血有时会造成供血器官梗死甚至坏死的严重后果,故应严格掌握指征。

2.血管源性消化道出血

(1)降低门脉压的药物:此类药物通过降低门脉压,使出血处血流量减少,为凝血过程创造了良好的条件而止血。降低门脉压的药物主要分为两大类。

血管加压素及其衍生物:能收缩内脏小动脉和毛细血管前括约肌使内脏血流

量减少,从而降低门脉系统压力及曲张静脉压力;用于门脉高压、食管胃底静脉曲张破裂出血。成人常用量 0.2 U/min,静脉滴注,无效时加至 0.4～0.6 U/min,剂量超过 0.8 U/min 时,疗效不再增加而不良反应随之递增。一般不必用首次冲击量,止血后以 0.1 U/min 维持 12 小时后停药。不良反应为:血压升高、心绞痛、心律失常、腹痛、呕吐、便意频繁,甚至并发肠缺血坏死,加重肝肾功能损害等。为减少不良反应,可与硝酸甘油合用。

生长抑素及其衍生物:具有抑致胃酸和胃蛋白酶分泌、减少门脉主干血流量、保护胃黏膜细胞作用,对于上消化道出血,尤其是食管静脉曲张破裂出血是一种有效、安全的药物。常用有两种:①施他宁,5 μg/kg＋生理盐水 5 mL,静脉慢推 3～5 分钟,立即以 5 μg/(kg·h)的速度连续静脉滴注(成人 3 000 μg＋5% 葡萄糖 500 mL 静脉滴注维持 12 小时),止血后应继续治疗 24～48 小时,以防再出血;②成人奥曲肽:0.1 mg/次,静脉或皮下注射,每天 3 次,或 0.1 mg 首次静脉推注,然后 0.3 mg 静脉滴注,25 μg/h,维持 12 小时。儿童按体重计药量。不良反应轻微,偶有心悸、头晕、恶心及大便次数增多等,减慢推注速度或停止推注后症状消失。

血管扩张剂:①硝酸甘油通常与垂体后叶素联合应用,能扩张动脉及静脉,降低了心脏前后负荷,使门脉血流量减少,门脉压力下降。②酚妥拉明为 α-肾上腺素受体阻滞剂,可直接作用于肝脏门脉血管系的 α_1 受体,使门脉血管扩张,门脉压力下降。

(2)内镜治疗:包括注射硬化剂治疗和静脉曲张套扎术(endoscopic variceal ligation,EVL)。

硬化剂治疗是目前已建立的最好的治疗食管静脉曲张破裂出血治疗方法,该方法的安全性及有效性已被证实,且费用低廉,适用范围广,操作简单。它通过经静脉内或静脉旁注入硬化剂或血管收缩剂,使组织发生水肿、压迫出血血管,导致血管壁增厚,周围组织凝固坏死及曲张静脉栓塞、纤维组织增生而止血。目前常用的硬化剂有:5%鱼肝油酸钠、1%～2%乙氧硬化醇及无水乙醇等。并发症:胸痛、低热、注射部位出血、食管溃疡及食管狭窄等。

静脉曲张套扎术是用于治疗食管静脉曲张的新型内镜治疗方法。这种技术与痔的结扎方法相似。操作时,将曲张静脉吸入内镜前端弹性带装置内,通过活检通道拉紧绊线,将系带拉脱结扎于曲张静脉根部。优点:并发症少、使曲张静脉消失所需的治疗次数少。缺点:操作烦琐且不易掌握。

(3)三腔双囊管压迫止血是目前治疗食管、胃底静脉曲张破裂出血最有效的止血方法之一，主要用于内科药物治疗失败或无手术指征者。通常在放置三腔双囊管后 48 小时内行静脉套扎或硬化剂治疗。并发症有吸入性肺炎，甚至食管破裂、窒息。

（六）外科手术

消化道出血的患儿，应尽可能采用保守治疗。紧急手术死亡率高，必须慎重。指征为：①经内科药物治疗及内镜治疗 24 小时后仍出血不止者；②呕血或便血较重，同时伴低血压再出血者；③出血量多达血容量 25％以上，内科综合抢救措施无效时；④胃肠道坏死、穿孔、绞窄性梗阻、重复畸形及梅克尔憩室。

第五节　胃食管反流病

胃食管反流（gastroesophageal reflux，GER）有生理性和病理性两种。正常人每天都有短暂的、无症状的生理性胃食管反流，这并不引起食管黏膜的损伤。当胃内容物反流至食管导致组织损伤而引起症状则为病理性反流，随之出现的一系列疾病症状，统称为胃食管反流病（gastroesophageal reflux disease，GERD）。

胃食管反流病是指由于胃内容物不受控制地从胃反流入食管，甚至口腔而引起的一系列顽固性呕吐、反胃及食管炎症状，呼吸道症状，甚至神经-精神症状的上消化道运动障碍性疾病。它可以导致小儿营养不良、生长发育迟缓、食管炎、反复发作的肺炎、支气管炎、哮喘，甚至婴儿猝死综合征。

小儿胃食管反流病是一种消化系统常见病，据报道，美国 GERD 的人群发病率在 25％～35％。我国，由胃食管反流引起的反流性食管炎患病率达 5％，近年国外研究发现 GERD 在儿童，尤其在新生儿及早产儿中有较高的发病率，并认为它与早产儿的呼吸暂停、喂养困难及吸入性肺炎等密切相关。因此，胃食管反流问题已经越来越被人们所关注，并做了广泛的研究。

一、病因及发病机制

目前认为 GERD 的发生和发展是多种因素综合作用的过程，包括防止过度胃食管反流和迅速清除食管内有害物质两种机制的功能障碍。

（一）抗反流机制

1.食管下端括约肌张力减低

食管下端括约肌（lower esophageal sphincter，LES）是一段位于食管远端长

1.0～3.5 cm 特化的环行肌，它能产生并维持超过胃内压为 10～40 mmHg 的静息压来防止反流，还可在咳嗽、打喷嚏或用力而使腹内压突然增高时迅速做出反应。20 世纪 80 年代前，许多学者认为食管下端并无括约肌存在，只是经测压证实该处有一段高压区，有括约肌样作用。近年来，随着微解剖研究的深入，提示这种肌肉结构确实存在，并由此构成食管腹段至膈上的 2～4 cm 的高压带，其压力随胃内压的增高而增加，构成最有效的抗反流屏障。LES 的功能受神经和体液的双重调节。迷走神经及胃泌素使食管下端括约肌静息压（LESP）升高，而胰泌素、胆囊收缩素（CCK）及肠抑胃肽（GIP）等则使其下降。LES 的成熟还与受孕后日龄（胎龄＋出生后日龄）呈正相关，故新生儿，尤其是早产儿更易发生胃食管反流。当 LESP 低下时就不能有效地对抗腹腔与胸腔之间的正性压力梯度而导致持续的胃食管反流，在腹内压突然增加时也不能做出充分的反应，则胃内容物将被逆排入食管。研究发现 GERD 患者，尤其是伴重度食管炎及 Barrett 食管患者的 LESP 明显低于正常人，因而食管下端括约肌（LES）功能不全以及食管下端括约肌静息压（LESP）降低是 GERD 最重要的发病因素之一。

然而多项研究表明，LESP 正常者也会发生胃食管反流，而较轻型的 GERD 患者的 LESP 也往往是正常的。研究中还发现新生儿 LESP 并不低于年长儿及成人，所以 GERD 的发生可能不仅仅是由于 LESP 的降低。目前研究认为 LES 一过性松弛（TLESR）是正常人生理性胃食管反流及 LESP 正常的 GERD 患者的主要发病机制。在原发性蠕动（由吞咽引起的蠕动）过程中，LES 松弛 3～10 秒以允许吞咽的食团进入胃内，而 LES 一过性松弛并不发生于正常蠕动之后，持续时间也较长，为 10～45 秒。在此过程中，LESP 下降至 0 时括约肌即不再具有抗反流作用了。这就解释了正常人的生理性反流及 LESP 正常的 GERD 患者的发病原因。国外文献报道，约 50％以上的 GERD 属于 TLESR，TLESR 伴发酸反流的发生率达 82％。正常受试者中 40％～50％的 TLESR 伴胃酸反流，GERD 患者中 TLESR 伴胃酸反流则达 60％～70％。这些都提示了 TLESR 是引起胃食管反流的主要因素。

2.解剖因素

除了 LES 外，这段食管的一些解剖因素无疑也起着抗反流屏障的作用。当腹内压升高时，食管腹段被钳夹呈扁形，从而起到抗反流作用，因此食管腹段越长，此功能则越完善。3 个月以下的婴儿食管腹段很短，所以极易发生胃食管反流；胃食管交角（His 角）为锐角，能使胃黏液在食管口外侧形成一活瓣而抗反流。食管手术及食管裂孔疝可令此角变钝，抗反流作用减弱；另外，膈角在吸气时可主动收缩,起到了食管外括约肌的作用,可加强 LES 的抗反流能力。食管裂孔疝的形成破坏了外括约肌抗反流机制,因此这类患儿亦常伴有胃食管反流。

(二)食管清除机制

胃食管反流发生后,如果侵蚀性物质被很快地清除出食管,那么食管黏膜并不会受到损伤。正常情况下,在重力、食管蠕动、唾液及食管内产生的碳酸氢盐的共同作用下,食管通过两个步骤进行酸的清除。第一步容量清除:大部分反流物由于其自身重力和 1～2 次食管蠕动性收缩的联合作用而被迅速清除,但食管黏膜仍为酸性;第二步由吞下的碱性唾液及食管黏膜自身产生的碳酸氢盐缓冲,中和残留在食管壁上的酸性物质。

GERD 与食管这种清除能力的削弱密切相关。在一些 GERD 患儿中常可见食管蠕动振幅降低,继发性蠕动减弱或消失。另外,睡眠中发生的反流尤其容易损伤食管。因为平卧睡眠时,反流物失去了重力的作用因而清除的速度被延缓了;其次,人在睡眠时实际上停止了吞咽和大量分泌唾液,所以既无原发性蠕动也无充分的唾液可用于中和食管内的酸。

(三)食管黏液屏障

正常的食管黏膜屏障包括三部分:①上皮前屏障,指附着的黏液,含不移动水及碳酸氢根,能对胃蛋白酶起到阻挡作用,也能中和反流物中的 H^+;②上皮屏障,指上皮间紧密排列的多层鳞状上皮细胞,使反流物难以通过;③上皮后屏障,主要指黏膜下丰富的毛细血管及其提供的 HCO^+,又称血管屏障。当食管黏膜屏障防御机制不全时,胃酸和胃蛋白酶及十二指肠反流物——胆酸及胰液刺激食管,损伤黏膜,引起反流性食管炎、Barrett 食管甚至食管腺癌。近来有研究表明,食管黏膜的损伤程度与每一次反流的时间长短密切相关,时间越长损伤程度越深。

(四)其他

1.胃排空功能

目前认为,餐后胃排空延迟可使胃内容量增大,胃内压增高,从而刺激胃酸分泌并使 LES 腹内功能区长度缩短,同时可诱发 TLESR 参与 GERD 的发病。文献报道大约有 50% 的 GERD 患儿同时伴有胃排空延迟。

2.药物影响

阿司匹林和其他非甾体类抗感染药物(NSAIDS)对黏膜都具有侵蚀性。流行病学研究提示,服用这类药物可引发 GERD。有食管狭窄的患者尤其易感 NASIDS 引发的食管损伤。而没有食管狭窄的患者,NASIDS 引发 GERD 的机制尚不明了。

二、临床表现

(一)临床症状

GERD 的临床表现轻重不一,随年龄而不同。新生儿常表现为喷射状呕吐乳汁或奶块;婴幼儿则表现反复呕吐,严重的可导致营养不良和生长发育迟缓;年长儿可自诉反酸或餐后及平卧时有酸性液体反流至口腔。另外,胃灼热是GERD 的又一主要症状。这是一种位于胸骨后的不适或烧灼样感觉,多起源于上腹部,放射至胸部甚至咽喉部或背部。当反流已引起食管黏膜损伤甚至溃疡时,患者会诉吞咽痛,体检可发现剑突下压痛。

(二)并发症

1.食管炎及其后遗症

这是 GERD 最主要的并发症,它的发生与 LESP 异常及食管廓清能力减弱密切相关。由于反流物不断地刺激食管壁而令其充血水肿,年长儿会感到胸骨下烧灼痛,胸闷饱胀,甚至吞咽困难或疼痛,严重的还可发生呕血、黑便及贫血。如果长期反流,食管黏膜则会发生糜烂、溃疡、纤维组织增生及瘢痕形成等一系列改变,最后食管壁的顺应性下降,导致食管狭窄,患者逐渐出现吞咽困难。这种情况在成人中的发生率为 $8\% \sim 20\%$,在儿童中则很少见。另一并发症是Barrett 食管,下端食管的鳞状上皮被化生的柱状上皮所代替。除了反流因素外,幽门螺杆菌($H.pylori$)的感染也可促进 Barrett 食管的发生。这种较严重的并发症通常发生于中年人和老人,而儿童中相当少见。内镜下见到大段红色和丝绒样质地的柱状上皮从胃食管交界处向上延伸,与邻近苍白、光滑的鳞状上皮形成鲜明对比为其特征性内镜表现。Barrett 上皮不引起症状,因此大多数患者仅有 GERD 的基本表现,甚至并无 GERD 症状。但它是胃食管交界处发生腺癌的重要危险因素,发病率较正常人群高 $30 \sim 50$ 倍。

2.呼吸道症状

有文献报道,胃食管反流是儿童反复、慢性咳嗽的主要因素之一。另外,反复的呼吸道感染、呛咳、声音嘶哑、屏气,年长儿支气管哮喘发作等都与之有关。国内对哮喘患儿的胃食管反流研究显示,哮喘儿的各项反流指标均高于对照组,其病理性 GER 检出率为 39%。各种原因的哮喘患者都易发生 GER,而 GER 又可诱发或加剧哮喘的发生。在新生儿及婴幼儿中,GERD 极易引起吸入性肺炎,有时甚至导致吸入性窒息、早产儿或婴儿猝死综合征的严重后果。

三、诊断

对于有典型病史的患者,如自诉有典型的胃灼热、反酸,且经抑酸治疗迅速好转的,GERD 的诊断即可成立。对那些症状、体征均不典型或抑酸治疗效果不佳的患者,则需进一步检查。钡餐可显示食管炎的征象,如食管壁的糜烂、溃疡及狭窄,还可显示钡剂的反流从而提示反流程度。但钡餐对食管炎的诊断敏感程度不如内镜检查,内镜检查不仅可以直观黏膜损伤情况,还可从任何异常部位取活体组织检查。另外,24 小时食管 pH 监测则是一种在诊断 GERD 中具有更高灵敏性、特异性,且更方便、快捷、先进的方法。它可以明确酸反流的形式、频率和持续时间,能反应反流与症状之间的关系,被称之为 GERD 诊断的"金标准"。大量文献报道,该方法弥补了症状分析及内镜检查的局限性,对鉴别生理性与病理性 GER,深入了解 GER 与食管炎的关系,特别是对 GERD 的诊断与疗效判定提供了可靠的依据。目前该法已试行于早产儿 GER 的早期筛查。

四、治疗

GERD 的治疗一般根据症状的轻重不同可分为非系统性治疗、系统性内科治疗和外科手术治疗。目的在于加强食管的抗反流防御机制,减少胃食管反流;减缓症状,预防和治疗并发症以及防止复发。

(一)非系统性治疗

对于症状较轻、无器质性病变的患儿可采用保守疗法,通过改变饮食和体位来达到治疗目的。如少量多餐,避免高脂肪及巧克力等可能降低 LES 张力、延缓胃排空的食物;婴儿可进食黏稠食物,休息时保持头抬高 30° 的俯卧位等。在此基础上如仍有症状可服用抗酸剂。

(二)系统性药物治疗

对症状较重、非系统性治疗无效或治疗后复发的患儿,需要给予系统的药物治疗。常用的药物包括制酸剂、黏膜保护剂及促胃动力药。

1.抑制酸分泌药

(1)H₂受体阻滞剂:它能阻断组胺与壁细胞膜上 H_2 受体结合,从而减少胃酸分泌,减少反流物的酸度和量。临床上常用的有西咪替丁、雷尼替丁和法莫替丁等。

(2)质子泵抑制剂:它通过抑制壁细胞上的 H^+-K^+-ATP 酶活力阻断胃酸的分泌。目前认为,质子泵抑制剂能更快地缓解反流症状,加速反流性食管炎的愈合,尤其对中重度食管炎及其并发症,此药应作为首选。有研究证实,质子泵抑制剂在成人中长期使用(1年以上)能有效控制GERD并且安全。在儿童,曾有研究人员对患有GERD的弱智儿童群体长期随访,证实该类药物对各种程度的反流性食管炎都相当有效,且未发现不良反应。由此可见,质子泵抑制剂是一种有效且安全的GERD治疗药。

2.黏膜保护剂

黏膜保护剂常用的为铝碳酸镁。其独特的网络状结构,不仅可以迅速中和胃酸,还能吸附胆汁,对胃酸和胆汁反流引起的症状均有较好的疗效。另外,临床上还经常使用硫糖铝及蒙脱石散,能增加黏膜对酸的抵抗力及促进黏膜上皮的修复。

3.促胃动力药

GERD是一种上消化道动力障碍性疾病,因此,对GERD的治疗首先应该改善消化道动力。

(1)甲氧氯普胺:为周围及中枢神经系统多巴胺受体拮抗剂,能促进内源性乙酰胆碱的释放,增加食管收缩幅度并促进胃排空。但因其对神经系统不良反应明显,故临床上逐渐少用。

(2)多潘立酮:此药为外周多巴胺受体拮抗剂,能促进胃排空,协调胃和十二指肠运动,增强食管蠕动和LES张力。该药对血-脑屏障渗透力差,对脑内多巴胺受体几乎无抑制作用,故无精神与神经不良反应,但1岁以下婴儿血-脑屏障功能发育尚不完全,仍应慎用。

(3)西沙比利:为第3代胃肠动力药。它通过促进胃肠道肌层神经丛副交感神经节后纤维乙酰胆碱释放来加强食管、胃、小肠及结肠的推进性运动,加快胃肠道排空,增加食管下端括约肌张力。该药安全系数大,无严重不良反应,故可长期使用。

(三)抗反流手术

儿科GERD需要进行手术治疗的比较少见,仅占5%～15%,这些患儿往往是由于食管外症状,如反复吸入性肺炎及窒息等呼吸道症状,才需要手术治疗。当前,抗反流手术的方式很多,国外开展最多的是Nissan胃底折叠术。其机制是人工造成一个加强的食管下端高压区以利抵抗胃内容物反流。Nissan术应用至今已有四十余年,仍被认为是最安全有效的方法,能迅速有效地解除GERD的症状。

另外,近年来利用腹腔镜下行Nissan胃底折叠术日益增多。Lobe和Schier分别在1993和1994年报道了小儿GERD在腹腔镜下的Nissan术。理论上,腹腔镜下胃底折叠术有手术更安全、损伤更小以及恢复时间更快等优点，但它的远期疗效尚有争议。有研究显示，这种方法的远期疗效无论从临床上还是各种检查上，都显示出很高的失败率，尤其在重度 GERD 患者中。然而，这一技术无疑为小儿 GERD 的治疗开辟了新途径，并且随着这一新技术的日益成熟，它必将在 GERD 治疗中发挥重要作用。

第六节　重症急性胰腺炎

急性胰腺炎（acute pancreatitis，AP）在儿童并不常见，但其病死率却较高，尤其是重症急性胰腺炎其病死率在儿童可高达 50%。

一、病因

儿童急性胰腺炎的致病因素与成人不同，主要包括特发性（原因不明，30%），腹部外伤（如车祸、虐待等），胰胆管系统畸形（如先天性胰胆管发育异常、先天性奥狄括约肌发育异常、胰腺分裂、胆总管囊肿、胆总管结石病等），并发于多系统疾病（如系统性红斑狼疮、克罗恩病等），药物和中毒（如硫唑嘌呤、四环素、左旋门冬酰胺、丙戊酸、激素和免疫抑制剂等），病毒感染（如腮腺炎病毒、风疹病毒、柯萨奇 B 病毒和人类免疫缺陷病毒等），遗传因素和代谢异常等。在美国，腹部外伤占到了 17%～34%。

二、发病机制

急性胰腺炎的发病机制并未完全阐明，目前的共识是胰酶消化自身胰腺和消化周围组织所引起的化学性炎性反应而引发胰腺炎。源于细胞因子网络的免疫损伤被认为是重症急性胰腺炎发病的重要机制之一。虽然免疫功能紊乱导致重症急性胰腺炎的具体机制还不完全清楚，但有研究发现重症急性胰腺炎病死率高的主要因素包括早期阶段的免疫失调和后期的继发感染及胰腺坏死。

三、临床表现

在儿童，急性胰腺炎的症状和体征可以多种多样，但大部分多表现为腹痛伴有呕吐，腹部压痛和腹胀。此外，部分患儿可出现发热、心率加快、黄疸、低血压、腹肌紧张、反跳痛和肠鸣音减弱。腹痛可在 24～48 小时急剧加重。在个别重症急性胰腺炎患儿可看到脐部或腰部皮肤出现青紫块，前者称为 Cullen 征，后者称为 Grey Turner 征,由外溢的胰液穿透腹部、腰部肌肉,分解皮下脂肪,引起毛细血管出血所致。重症急性胰腺炎由于常常并发全身炎症反应综合征、急性呼吸窘迫综合征、弥散性血管内凝血、消化道大量出血、全身或腹腔感染和多脏器功能障碍,因此病死率很高。

四、临床分型

(一)急性胰腺炎

临床上表现为急性、持续性腹痛(偶无腹痛),血清淀粉酶活性增高≥正常值上限 3 倍,影像学提示胰腺有或无形态改变,排除其他疾病,可有或无其他器官功能障碍。少数病例血清淀粉酶活性正常或轻度增高。

(二)轻症急性胰腺炎(mild acute pancreatitis,MAP)

具备急性胰腺炎的临床表现和生化改变,而无器官功能障碍或局部并发症,对液体补充治疗反应良好。Ranson 评分<3,或 APACHE-Ⅱ 评分<8,或 CT 分级为 A、B、C。

(三)重症急性胰腺炎(severe acute pancreatitis,SAP)

具备急性胰腺炎的临床表现和生化改变,且具下列之一者:局部并发症(胰腺坏死、假性囊肿、胰腺脓肿);器官衰竭;Ranson 评分≥3;APACHE-Ⅱ 评分≥8;CT 分级为 D、E。

五、并发症

(一)急性液体积聚

急性液体积聚发生于病程的早期,胰腺内或胰周或胰腺远隔间隙液体积聚,并缺乏完整的包膜。

(二)胰腺坏死

增强 CT 检查提示无生命力的胰腺组织或胰周脂肪组织。

(三)假性囊肿

有完整非上皮性包膜包裹的液体积聚,内含胰腺分泌物、肉芽组织、纤维组织等,多发生在急性胰腺炎起病 4 周以后。

(四)胰腺脓肿

胰腺内或胰周的脓液积聚,外周为纤维囊壁。

六、实验室检查

(1)目前,大多数学者认为 C-反应蛋白(CRP)及白细胞介素-6(IL-6)是重症急性胰腺炎发生的实验记录最好的预测因子。发病后 72 小时 CRP>150 mg/L

提示胰腺组织坏死可能。

（2）血清淀粉酶的测定对诊断急性胰腺炎有临床意义，但血清淀粉酶的高低与病情无明显相关性，在起病 2～12 小时血淀粉酶即升高，48 小时达到高峰，3～5 天逐渐恢复正常；尿淀粉酶在发病 12～24 小时升高，持续时间在 5 天以上。血脂肪酶在发病 4～8 小时升高，24 小时到高峰，8～14 天降至正常，较淀粉酶升高的持续时间长，这对诊断有重要的临床意义，尤其是血清淀粉酶恢复正常的患儿就具有较高的诊断价值。

（3）在发病初期 24～48 小时行 B 超检查，可以初步判断胰腺组织形态学变化，同时有助于判断有无胆道疾病。但常规超声有局限性，近年来，超声造影显著提高了常规超声对急性胰腺炎的诊断水平，能准确显示是否存在坏死灶，确定坏死灶大小，可判定皂化区内存活组织的多少，便于超声引导下的积液引流和冲洗。

（4）CT 扫描是目前急性胰腺炎诊断、分期、严重度分级及并发症诊断最准确的影像学方法，增强 CT 是诊断的金标准。CT 影像上胰腺炎性反应的严重程度分级为 A～E 级。A 级：影像学为正常胰腺（0 分）；B 级：胰腺实质改变，包括胰腺局部或弥散性大；C 级：胰腺实质及周围的炎性反应改变，胰腺周围软组织也有炎性反应改变；D 级：除 C 级外，胰周渗出显著，胰腺实质内或胰周单个液体积聚；E 级：广泛的胰腺内、外积液，包括胰腺和脂肪坏死，胰腺脓肿。CT 对胰腺坏死的判断在时间上有一滞后期，只有起病 72 小时后进行增强 CT 扫描才能准确判断胰腺的坏死，同时增强 CT 对判断坏死灶有无感染不准确。

七、治疗

目前，小儿急性胰腺炎的治疗也强调以非手术为主的综合治疗原则，主要包括支持治疗，加强监护；镇痛解痉，胰腺休息；防治感染；营养支持；中药治疗。近年来，持续血液净化也被应用于重症急性胰腺炎的治疗中。

（1）支持治疗，尤其是防止低氧血症和保证充分补液，是急性胰腺炎患者治疗的关键。推荐于第 1 个 24～48 小时给予氧气，尤其是应用麻醉剂镇痛者。血氧饱和度≤95% 或其他临床表现提示低氧血症（包括劳力性呼吸困难或静脉输液不能纠正的低血压）时应进行血气分析。早期积极液体复苏对重症急性胰腺炎处理非常重要。多数专家建议至少在第 1 个 48 小时内液体速度在 250～300 mL/h 以上，或维持尿量≥0.5 mL/(kg·h)。临床上液体补充是否充分应通过监测生命体征、尿量和中心静脉压，根据血气结果，调整和补充钾、钙离子以及纠正酸碱失衡，应注意输注胶体物质和补充微量元素、维生素。同时，对急性胰腺炎患儿应加强监护,出现器官功能不全需转诊 ICU,特别是持续性低氧血症、静脉输液无效的低血容量和肾功能不全[如 Cr>176.8 mmol/L(2 mg/dL)]者应立即转诊 ICU。如患儿需非常积极补液以纠正血液浓缩或存在劳力性呼吸困难,也需转诊 ICU 以利于监测心、肺状况,测算补液量及判断是否需插管及辅助通气。在发病早期,观察的重点应放在循环上,防止和纠正休克;同时注意肺功能变化,监测血氧饱和度,保证呼吸道的通畅;主要监测肾功能,每天复查肌酐和尿素氮,观察尿量和尿比重变化;密切观察腹部体征的变化,对大量血性腹水可考虑腹腔穿刺灌洗;病情稳定后,若腹部及其他体征和症状再次加重,应考虑感染的可能,复查血常规和腹部 CT 或 B 超,必要时做腹腔穿刺、抽液培养。

(2)禁食、胃肠减压可缓解腹胀、呕吐,更重要的是减少胃液、胃酸对胰酶分泌的刺激,从而减少胰酶和胰液的分泌,使胰腺得到休息。此外,可使用药物来抑制胰腺的分泌,常用的药物有:①抑制胃酶药物:雷尼替丁、法莫替丁、奥美拉唑等可减低胃酸的分泌,并能抑制胰酶的作用;②抑制胰腺外分泌物:生长抑素及其类似物(奥曲肽)可以通过直接抑制胰腺外分泌而发挥作用,主张在重症急性胰腺炎治疗中应用。奥曲肽用法:首次剂量推注 0.1 mg,继以 25～50 μg/h 维持治疗。生长抑素制剂用法:首次剂量 250 μg,继以 250 μg/h 维持;停药指征为:临床症状改善、腹痛消失和(或)血清淀粉酶活性降至正常。乌司他丁作为一种广谱的胰酶抑制剂和膜稳定剂,也已广泛用于临床治疗该病,10 万～20 万 U/d。疼痛剧烈时考虑镇痛治疗,麻醉药是首选的止痛治疗措施,包括每 2～4 小时给予哌替啶 1 mg/kg。不推荐应用吗啡或胆碱能受体拮抗剂,如阿托品、654-2 等,因前者会收缩奥狄括约肌,后者则会诱发或加重肠麻痹。

(3)对于轻、中型急性胰腺炎患儿,预防使用抗生素是无效的。对于重症急性胰腺炎,是否使用抗生素预防感染存在争议。有临床随机对照试验显示抗生素治疗并不能预防受感染的胰腺发生坏死,且高效广谱抗生素可能导致真菌二重感染的发生。因此美国急性胰腺炎临床指南推荐:除非有进一步的证据,不推荐坏死性胰腺炎患者预防性应用抗生素,间质性胰腺炎患者无指征常规使用抗生素。抗生素的应用应遵循:抗菌谱应以革兰阴性菌和厌氧菌为主,应脂溶性强,能够通过血-胰屏障,在局部达到有效浓度。推荐的经验治疗方案:①碳青霉烯类:亚胺培南、美罗培南、多尼培南。②青霉素+β内酰胺酶抑制剂:哌拉西林-他唑巴坦。③第三、四代头孢菌素+抗厌氧菌:头孢吡肟+甲硝唑或头孢他啶+甲硝唑。④氟喹诺酮+抗厌氧菌:环丙沙星+甲硝唑,左氧氟沙星+甲硝唑。

经验治疗一般疗程为 1 周,后根据细菌培养结果选择抗生素,治疗应持续至病原菌从病灶中清除。要注意真菌感染的诊断,临床上无法用细菌感染来解释发热等表现时,应考虑到真菌感染的可能,可经验性应用抗真菌药,同时进行血液或体液真菌培养。

(4)血液透析或滤过治疗可直接清除血浆中的胰酶等,通过一定孔径的滤膜选择性地清除血浆中小于滤膜孔径的抗感染和致炎炎症介质和细胞因子,从而降低全身炎症反应强度和胰腺损害,使病情得到控制和好转,是目前早期清除重症急性胰腺炎患者血浆中胰酶、炎症介质和细胞因子的最有效方法。而且它能排出体内过多的水分,减轻组织间质水肿,改善组织的氧利用;清除代谢产物,纠正水、电解质、酸碱失衡,维持内环境稳定,为营养与支持创造条件,改善心、肺、肾、肝脏等器官的功能。目前,对于重症急性胰腺炎患者何时开始血液净化治疗尚无定论。大多数学者认为,治疗时间越早疗效越好,一般应在确诊48小时内进行。有研究发现高容量模式较低容量模式治疗预后好。血液净化治疗何时停用还没有统一标准,通常在患者临床症状改善、体温正常、血压平稳的情况下就可以结束。

(5)及时、合理的营养治疗已成为急性胰腺炎患儿治疗中的一个重要环节。营养治疗的目的是要在不刺激胰腺分泌和加剧胰腺自身消化的基础上,满足新陈代谢的需要,提高机体对多因素刺激的耐受性。对于轻、中型的急性胰腺炎一般在病程的4天内即能进食,无须要空肠营养或静脉营养。对于重症急性胰腺炎根据病情发展和转归,分阶段选择营养途径及方式。在疾病早期,患儿需要禁食、胃肠减压,肠外营养是较为理想的营养支持方式。长期肠外营养及禁食状态会导致肠道黏膜萎缩,肠道通透性增加,肠道细菌和内毒素易位,触发 MODS 的发生,并导致胰腺二次感染,甚至胰腺坏死。因此,在经过动态 CT 扫描等检查明确胰腺坏死灶局限、炎症减轻、渗出消退、无继发感染、胃肠功能恢复、全身状况稳定的条件下应尽早开始肠内营养。肠内营养的投给有 3 种主要途径:①经鼻空肠置管;②经皮内镜空肠造瘘;③术中空肠造瘘。经鼻空肠置管由于其无创性应用较广泛,但在小年龄儿童,经鼻空肠置管较困难。肠内营养的实施宜从小剂量开始,循序渐进,根据患者的代谢情况,调整肠内营养的剂量,最好应用输液泵控制连续滴注。病情稳定后可过渡到口服饮食。进行肠内营养时,应注意患者的腹痛、肠麻痹、腹部压痛等胰腺炎症状体征是否加重,并定期复查电解质、血脂、血糖、总胆红素、血清清蛋白水平、血常规及肾功能等,以评价机体代谢状况,调整肠内营养的剂量。

(6)近年来,中西医结合治疗急性胰腺炎正在被接受并迅速推广。中医药可通过清洁肠道、促进肠道动力恢复、维护肠道黏膜屏障和保护胰腺、抑制胰酶活性、减少炎性细胞因子的释放、抗氧化和清除自由基及改善微循环障碍来延缓病情恶化并促进疾病的恢复。对无须胃肠减压的患儿实行"禁食不禁中药"的原则外,对必须进行胃肠减压的患儿,可以定时从胃管鼻饲中药,将胃肠减压与鼻饲中药结合起来。常用复方清胰汤加减,酌情 3～6 次/天,注入后夹管 2 小时;单用生大黄 15 g,沸水化开、滤渣,胃管内灌注,2 次/天;芒硝腹部外敷,每次 500 g,1 周左右更换。

(7)急性胰腺炎患者仅少数需要手术,要严格掌握手术的指征和时机。在疾病早期,除因不能遏制的、严重的且影响呼吸等生命体征的腹腔间隔室综合征外,胆源性胰腺炎伴胆道梗阻、非手术治疗不能遏制病情的急剧恶化和暴发性胰腺炎均不再是绝对的手术指征。在疾病后期,手术指征主要针对胰周感染和其他局部并发症。近几年微创治疗在重症急性胰腺炎的手术治疗中占据了很重要的位置。包括辅助治疗的微创化和局部并发症的微创治疗,前者包括胆道引流微创化,B 超或 CT 引导下经皮腹水引流;后者包括假性囊肿的穿刺引流、胰周脓肿的穿刺引流和胰腺坏死感染的微创治疗等。

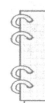

第四章　泌尿系统疾病

第一节　急性肾小球肾炎

一、发病机制

急性肾小球肾炎是一种急性起病、由不同病因所致感染后免疫反应介导的非化脓性、弥漫性肾小球病变。本病常继发于上呼吸道和皮肤、黏膜的链球菌感染之后，由于机体对链球菌免疫反应所形成的抗体在攻击链球菌的同时也可与肾小球基膜抗原广泛且特异性结合，在肾小球基膜形成抗原-抗体复合物，使肾小球毛细血管及肾小球基膜发生免疫性炎症反应，相应引起少尿、水肿、高血压及血尿、蛋白尿、管型尿等临床表现。除链球菌外，肺炎双球菌、金黄色葡萄球菌、乙肝病毒、腮腺炎病毒、流感病毒等引发感染后，也可通过免疫介导的方式引发肾小球肾炎。

二、临床表现

急性肾小球肾炎的临床表现特点为水肿、少尿、血尿及高血压，但根据病情的轻重程度，可有不同的表现。

病情较轻者除尿液轻度镜下改变外，仅有轻度水肿，而少有血尿及蛋白尿，无高血压表现。一般在发病前1～4周常有扁桃体炎、急性上呼吸道感染或脓疱疮等病史。发病时可有低热、头晕、恶心、呕吐及食欲缺乏等一般症状。患儿尿量减少，甚至有完全无尿者。水肿一般先由眼睑开始，晨起时多较明显，逐渐延及全身，压之无明显凹陷。几乎所有患者均可见镜下血尿，部分患儿为肉眼血尿。约20%患儿病初即有高血压，常在120～150/80～110 mmHg，伴头痛、恶心、呕吐，同时尿中可见蛋白甚至管型。病情严重者可出现心力衰竭及氮质血症、高血钾、代谢性酸中毒等肾衰竭表现。

三、辅助检查

(一)尿液检查

尿蛋白常为+～+++，镜下可见大量红细胞、白细胞及透明颗粒或红细胞管型。

(二)血液检查

多数患者因少尿、血容量增加、血液稀释而有轻度红细胞计数与血红蛋白含量的下降，尿量增加后即可恢复正常。白细胞可轻度升高或正常，血沉显著增快。

(三)肾功能检查

起病初期，严重病例可有尿量显著减少，肾小球滤过率下降，血尿素氮、肌酐增高，一般在2～4周后随尿量的增加而逐渐恢复正常。

(四)血清补体测定

血清总补体、C_2、C_3 及 C_4 均有下降，以 C_3 降低最为显著，多于4～8周时恢复正常。

四、诊断

根据发病前1～4周呼吸道或皮肤黏膜感染病史，结合少尿、水肿、高血压及血尿等临床表现，可以临床诊断为急性肾小球肾炎，但最可靠的诊断依据是肾组织的病理学活检。

急性肾小球肾炎需与泌尿系感染、泌尿系结石、高血压肾病等相鉴别，同时需与肾病综合征、急进性肾炎等鉴别。

五、治疗

(一)一般治疗

1.休息

起病2～3周不论病情轻重，患者均应卧床休息，直至肉眼血尿消失，水肿减退，血压恢复正常。血沉降至正常后可恢复上学，但应避免剧烈运动。

2.饮食

水肿及高血压者应限制钠盐的摄入，食盐每天摄入 1～2 g 即可，有氮质血症者应限制蛋白摄入量，每天 0.5 g/kg 体重为宜。需供给高糖饮食以满足机体对热能的需求。除非有严重少尿及循环充血，一般不必严格限制水的入量。

(二)感染病灶的治疗

有感染病灶者可用青霉素或其他敏感抗生素治疗7～10天，以清除感染灶。

(三)对症治疗

1.利尿

有水肿、少尿、循环充血者可予利尿剂,一般可口服氢氯噻嗪,每次 $1\sim$ 2 mg/kg 体重,每天 2 次;严重少尿时,可给予呋塞米,每次 1 mg/kg 体重,必要时每间隔 $4\sim8$ 小时重复给药。忌用保钾利尿剂及渗透性利尿剂,如氨苯蝶啶、螺内酯、甘露醇等。

2.降压

血压轻度升高者,于限盐、限水及卧床休息后,血压一般均可自行下降,无须特殊用药。血压持续升高,舒张压高于 90 mmHg 时,可给予利尿剂治疗。也可应用钙离子通道阻滞剂,如硝苯地平,每次 $0.25\sim0.5$ mg/kg 体重,每 $6\sim8$ 小时用 1 次,口服。血压升高较快或出现高血压脑病时,可给予硝普钠,$5\sim20$ mg 溶于 5% 葡萄糖溶液 100 mL 内,按照每分钟 1 μg/kg 体重的速度缓慢静脉滴注,需要在滴注过程中严密监测血压及其他生命体征的变化。通常经 $1\sim5$ 分钟后血压即可降至正常,但停药后 $1\sim10$ 分钟降压作用即可消失,故需根据患儿血压随时调整滴速,逐渐减量直至停药。药物配制、滴注过程中需避光。有严重循环充血及肺水肿者,应严格卧床休息,限制盐及水的摄入,尽快进行利尿、降压处理,难以控制者需行血液透析或腹膜透析。发生急性肾功能不全时,可静脉推注呋塞米,开始剂量为每次 $1\sim2$ mg/kg 体重。若无利尿效果,可加至每次 $2\sim$ 3 mg/kg 体重,同时保持机体水、电解质及酸碱平衡,供应足够的热量,防治酸中毒、感染、高血钾等并发症。

(四)透析治疗

当采取以上各种措施无效,出现以下情况时,应尽快透析治疗:①液体超负荷,合并肺水肿、心力衰竭或严重高血压;②严重高血钾,血钾 >6.5 mmol/L;③严重代谢性酸中毒,$[HCO_3^-]<20$ mmol/L,但因液体超负荷而不宜补充碱性溶液;④高氮质血症,BUN>37.5 mmol/L。小儿患者首选腹膜透析。

第二节　肾病综合征

一、发病机制

肾病综合征可分为单纯性、肾炎性和先天性肾病综合征,其中以单纯性肾病综合征为最常见,占小儿原发性肾病综合征的 80%～90%。肾炎性肾病综合征可能为免疫复合物性疾病,单纯性肾病综合征者可与机体细胞免疫功能紊乱有关,先天性肾病综合征则为一种隐性遗传性疾病。临床表现为单纯性肾病综合征者,其病理改变多属微小病变型,而临床表现为肾炎性肾病综合征者,多为增殖性病变、膜性病变或局灶硬化性改变。肾小球基膜受免疫损伤后,通透性增强,可导致大量蛋白尿,血浆蛋白因而减少,出现低蛋白血症。由于血浆胶体渗透压的降低,可致明显的组织间隙水肿,并伴有血浆醛固酮水平继发性升高,出现少尿。低蛋白血症的刺激可使肝脏合成大量脂蛋白,同时胆固醇、中性脂肪等增高,因而产生高胆固醇血症。

二、临床表现

全身高度水肿为最突出改变,呈凹陷性,逐渐加重,以颜面、下肢及阴囊最为明显,有时可伴有胸腔积液、腹水,严重时可出现呼吸困难或伴有发作性或持续性高血压。

起病初期患儿一般状态尚可,之后面色苍白,精神萎靡,食欲减退。由于机体抵抗力下降,易合并各种感染,可表现为突起高热、呕吐、腹痛、腹肌紧张且有压痛,或腹壁、阴囊、下腹多处出现蜂窝织炎,局部皮肤红肿不明显,但有压痛及全身中毒症状。

三、辅助检查

(一)尿液

尿蛋白量常在＋＋＋～＋＋＋＋以上,每天定量＞0.1 g/kg 体重,尿中可只有少量红细胞,而肾炎性肾病者可有持续性镜下血尿或发作性肉眼血尿。

(二)血液

血浆总蛋白及清蛋白减少,总蛋白定量一般低于 25 g/L,清蛋白与球蛋白比例倒置。血胆固醇明显增高。血沉加快,血清 IgG 降低,补体正常。

(三)肾功能

单纯性肾病者一般肾功能正常,但水肿严重,尿量显著减少,可有暂时性轻度氮质血症。肾炎性肾病则常有轻重不等的肾功能不全和氮质血症。

四、诊断

肾病综合征有以下四大特点:①大量蛋白尿,多持续 2 周以上;②低蛋白血症;③高胆固醇血症;④全身明显水肿。仅有上述四大特征者可考虑为单纯性肾病综合征;新生儿及婴幼儿具备上述四大特征,病情严重,最后死亡者,应考虑为先天性肾病综合征；有明显血尿，持续或反复出现高血压及氮质血症者，应考虑为肾炎性肾病综合征。

继发性肾病，如继发于过敏性紫癜、系统性红斑狼疮、结节性多动脉炎等，也可有肾病综合征表现，但因有原发病变，可资鉴别。

五、治疗

(一)一般治疗

水肿严重者需卧床休息，一般不必严格限制活动。饮食中应含丰富蛋白质，但暂时性氮质血症时可稍加限制。有水肿或在大量激素治疗期间，应限制钠盐摄入。

(二)防止感染

在激素或免疫抑制剂治疗期间应注意减少与外界接触，防止各种传染病，注意皮肤清洁卫生。

(三)利尿剂的应用

限钠及应用肾上腺皮质激素治疗后7～10天常可出现利尿。水肿严重或有腹水、胸腔积液而影响呼吸，或有严重的下肢、阴囊水肿时，可适当应用利尿剂，一般可予氢氯噻嗪，每天2 mg/kg体重。

(四)糖皮质激素的应用

激素为目前诱导肾病综合征缓解的主要药物，可选用泼尼松或甲泼尼松治疗。

(五)免疫抑制剂的应用

免疫抑制剂的应用适用于对激素耐药或虽对激素敏感但多次复发者，可选用环磷酰胺、苯丁酸氮芥、环孢素或雷公藤多苷等。

第三节　溶血性尿毒综合征

溶血性尿毒综合征(hemolytic uremic syndrome，HUS)是一种以微血管性溶血性贫血、尿毒症和血小板减少三联征为主要临床特点的综合征。婴幼儿和儿童多见。少数地区呈流行趋势，国内以春季及初夏为高峰。

一、病因

病因不明，可能与下列因素有关。

(一)腹泻后溶血性尿毒综合征

腹泻后溶血性尿毒综合征 90％为产志贺毒素或志贺样毒素细菌感染,又称典型溶血性尿毒综合征。其中以 O157:H7 出血性大肠埃希菌感染为主,次为 O26、O111、O103、O145 等。

(二)无腹泻溶血性尿毒综合征

无腹泻溶血性尿毒综合征又称非典型溶血性尿毒综合征,占 10％。其相关因素有补体调节蛋白缺陷、细菌或病毒的感染、药物(如环孢素、避孕药、肿瘤化疗药物等)以及其他疾病,如系统性红斑狼疮、肿瘤、器官移植等。

二、发病机制

各种原因造成的内皮细胞损伤是导致 HUS 的主要原因。遗传性补体调节蛋白缺陷导致补体活化失控,继而损伤内皮细胞,启动血小板性微血栓的形成。

出血性大肠埃希菌感染产生志贺毒素 Stx1 和 Stx2,特别是 Stx2 是引起内皮细胞损伤的主要原因,其他如病毒及细菌的神经氨基酶、循环抗体以及药物等均可引起内皮损伤,胶原暴露激活血小板黏附及凝聚,红细胞通过沉积纤维素网时使之机械性被破坏溶血。血小板及内皮细胞中 von Willebrand 因子(vWF)在细胞损伤后被释放,加速血小板的黏附及凝聚。血管内皮损伤可使抗血小板凝聚的前列环素(PGI_2)合成减少,而血小板凝集后释放出促血小板凝聚血栓素 A_2(TXA_2)与 PGI_2 作用相反,可使血管收缩,这些因素均促进血栓形成,导致溶血性贫血及血小板减少。导致肾小球滤过面积减少和滤过率下降及急性肾衰竭。

三、病理

主要病变在肾脏。光镜检查见肾小球毛细血管壁增厚、管腔狭窄、血栓及充血。肾小球基膜(GBM)分裂,系膜增生,偶见新月体形成。急性期小动脉的损伤可表现为血栓形成及纤维素样坏死。随着治愈可见内膜纤维增生闭塞、中层纤维化,与高血压血管病变相似。可有轻至重度小管间质病变。

免疫荧光检查可见肾小球毛细血管内及血管壁有纤维蛋白原、凝血Ⅷ因子及血小板膜抗原沉积。也可见 IgM 及 C_3 沉积。

电镜检查显示内皮细胞增生、肿胀、内皮下间隙形成,毛细血管壁增厚、管腔狭窄,管腔内可见红细胞碎片或皱缩红细胞。偶有系膜插入而致 GBM 分裂。

上述变化可为局灶性,严重病例可见广泛的肾小球及血管血栓形成伴双侧皮质坏死。这些病变也可见于成人的 HUS 及血栓性血小板减少性紫癜

（TTP）。故不少学者认为 HUS 与 TTP 是同一疾病的不同表现。

四、临床表现

（一）前驱症状

大部分患者有前驱症状，主要是腹泻、呕吐、腹痛等胃肠炎表现，伴中度发热。腹泻可为严重血便。

（二）溶血性贫血

溶血性贫血多在前驱期后数日或数周突然发病，以溶血性贫血为突出表现。突然面色苍白、黄疸、头昏乏力、血尿，严重可出现贫血性心力衰竭及水肿、肝脾大。

（三）急性肾衰竭

贫血同时少尿或无尿，水肿，血压增高，出现尿毒症，水、电解质紊乱和酸中毒。

（四）出血

黑便、呕血及皮肤黏膜出血。

（五）其他

其他可有中枢神经系统症状，如头痛、嗜睡、性格异常、抽搐、昏迷、共济失调等。

五、实验室检查

（一）血常规

血红蛋白明显下降，网织红细胞显著增高，血小板数减少，白细胞数大多增高。

（二）尿常规

尿常规检查可见不同程度的血尿、红细胞碎片，严重溶血者有血红蛋白尿，白细胞及管型。

（三）生化改变

血清总胆红素增高，以间接胆红素升高为主，血浆乳酸脱氢酶（LDH）升高。少尿期出现血尿素氮、肌酐增高，血钾增高等电解质紊乱及代谢性酸中毒，血尿酸增高。

（四）骨髓检查

骨髓检查见巨核细胞数目增多、形态正常。

（五）凝血与纤溶检查

早期纤维蛋白原稍降低、纤维蛋白降解产物增加，凝血酶原时间延长，数天内恢复正常，后期纤维蛋白原略升高。

（六）血清补体

通常,血清补体 3 水平下降,如系补体缺陷所致还可发现血清 H 因子、I 因子水平明显减低。

（七）肾组织活检

肾组织活检是确诊的依据并可估计预后,肾活检表现为肾脏微血管病变、微血管栓塞。有人主张在急性期过后病情缓解时进行,因为急性期有血小板减少和出血倾向。

六、诊断与鉴别诊断

患儿突然出现溶血性贫血、血小板减少及急性肾衰竭表现应考虑本病,确诊需行肾活检。

本症需与血栓性血小板减少性紫癜(TTP)、免疫性溶血性贫血、特发性血小板减少症、败血症、阵发性睡眠性血红蛋白尿(PNH)、急性肾小球肾炎、急性肾衰竭等相鉴别。

七、治疗

（一）一般治疗

一般治疗包括抗感染,补充营养,维持水、电解质平衡等。

（二）急性肾衰竭的治疗

急性肾衰竭的治疗提倡尽早进行透析治疗。

（三）血浆疗法

1.输注新鲜冻血浆

输注新鲜冻血浆主要是补充补体调节蛋白以及 PGI_2,首次输注 30～40 mL/kg,以后每次 15～20 mL/kg,直到溶血停止、血小板数升至正常。由肺炎链球菌所致的 HUS 患者禁输血浆。

2.血浆置换

去除血浆中相关抗体和炎性因子,补充补体调节蛋白。

（四）抗 C_5 单克隆抗体

抗 C_5 单克隆抗体可以阻断补体活化,对补体调节蛋白缺陷所致的 HUS 有很好疗效。

（五）其他

其他如糖皮质激素、抗凝剂等疗效不肯定。

八、预后

婴幼儿预后好,男性较女性预后好,流行型较散发型为好,肾损害重者预后差,伴中枢神经系统受累者预后差,反复发作者及有家族倾向者预后差,高血压和大量蛋白尿以及白细胞计数$>20.0\times10^9$者预后不佳。近几年该病的病死率明显下降,源于早期诊断和及早进行血液净化治疗。

第四节　先天性泌尿生殖系统畸形

一、先天性肾盂输尿管连接部梗阻

肾盂输尿管连接部梗阻性肾积水(ureteropelvic junction obstruction,UPJO)是指尿液无法顺利从肾盂进入上段输尿管,引起肾脏集合系统进行性扩张,进而造成肾脏损害。先天性肾盂输尿管连接部梗阻是小儿肾积水的常见原因,发生率为 $1/600\sim1/800$。男性多于女性,左侧多于右侧。85%以上的新生儿肾积水由 UPJO 引起,可经产前 B 超检出,有些患儿在出生后很长时间才出现症状。

(一)病因

肾盂输尿管连接部梗阻的原因多见于解剖异常或继发性梗阻。

1.肾盂输尿管连接部狭窄

绝大部分病例是由肾盂输尿管连接部管腔狭窄所致,狭窄段一般长为 0.5~2 cm,少数患儿有多处输尿管狭窄,甚至全长输尿管狭窄。可见该段肌层增厚或发育不良,纤维组织增生,局部平滑肌细胞排列紊乱,影响了输尿管蠕动功能,使尿液的推动产生困难。

2.高位输尿管口

肾盂输尿管交界处起始端没有位于肾盂的最低点,输尿管与肾盂形成夹角,输尿管产生迂曲时附着于扩张的肾盂壁上,使尿液引流不畅,产生肾积水。

3.肾盂输尿管连接部瓣膜

4 月龄以上胎儿输尿管上段常见先天性皱襞,可一直持续到新生儿期。先天皱襞发育停滞,造成输尿管最近端的黏膜、肌肉折叠形成瓣膜,发生率较低。

4.输尿管外部的索带和粘连

有些病例的输尿管外膜有桥联现象,造成输尿管外部的索带和粘连导致梗阻。但大多数病例中,输尿管外部粘连同时伴随输尿管内部狭窄存在,所以应做离断性肾盂成形手术。这些瓣膜、索带、粘连还造成肾盂输尿管连接部的近侧扩张,特别是肾盂前下方扩张,使输尿管进入肾盂上端,出现高位输尿管口,加重原发性梗阻。

5.肾盂输尿管连接部息肉

息肉多呈海葵样,位于输尿管上端造成梗阻,息肉表面为移行上皮,上皮下为增生的纤维层。

6.迷走血管或副血管压迫肾盂输尿管连接部

来自肾动脉主干或直接来自腹主动脉供应肾下极的迷走血管或副血管跨越输尿管使之受压,引起肾积水。

7.肾盂输尿管连接部及输尿管上段缺乏蠕动

类似原发性梗阻性巨输尿管症。病理研究显示肾盂输尿管连接部及输尿管上段平滑肌细胞异常,螺旋状排列的肌肉被不正常的纵形排列的肌束和纤维组织替代。大量胶原纤维沉积于狭窄段,导致自肾盂至输尿管的正常蠕动波消失。偶见外科手术时,输尿管外观正常,可以通过粗的导尿管,但尿液却不易下流,它奠定了切除肾盂输尿管连接部的必要性。

8.继发原因引起的肾盂输尿管连接部梗阻

严重的膀胱输尿管反流常引起输尿管扭曲,导致 UPJO,引起继发的肾积水。有些腹腔或腹膜后肿物对输尿管有压迫也会造成肾盂输尿管连接部梗阻,引起肾积水。

(二)病理生理

小儿肾盂容量随年龄而异。1 岁婴儿肾盂容量为 $1\sim1.5$ mL。5 岁以内小儿肾盂容量约为 1 mL/岁,5 岁以上为 $5\sim7$ mL。肾积水时的容量可达数百甚至数千毫升。肾积水容量超过患者 24 小时尿量时称巨大肾积水,此时肾实质菲薄呈一囊袋样。在梗阻的基础上可继发感染与结石,加重了肾脏的破坏。

肾集合系统的扩张可造成肾髓质血管的伸长和肾实质受压缺血,肾组织逐渐萎缩与硬化以致不可完全逆转。髓质血管的过度伸长可引起断裂,是肾积水发生血尿的原因之一,当然更多见的是并发结石所引起的血尿。

肾外型肾盂的被动扩张,能代偿一部分腔内压力的增高,因此肾实质的损害较轻,发展亦较慢。肾内型肾盂的病理进程则不同,肾实质受压力的损害较重,肾实质萎缩及肾功能低下均较严重。

双侧肾积水或单肾并发肾积水,梗阻解除后多有显著的尿量增多,排钠、利尿现象。单侧肾积水者尿量大致正常。

(三)合并畸形

肾盂输尿管连接部梗阻常合并其他泌尿系畸形,有报告可达50%,尤其多见于对侧肾脏。常见者包括肾发育不全、马蹄形肾、重肾双输尿管畸形、多房性肾囊性变、膀胱输尿管反流、隐睾等。因此,在处理过程中不能只满足于肾积水的诊断,还要注意其他并存的畸形,若被忽视就会影响治疗效果。

(四)临床表现

肾盂输尿管连接部梗阻性肾积水,症状出现的早晚与梗阻程度成正比,梗阻越严重,症状出现越早。近年来,由于孕妇产前B超的广泛应用,肾积水能于产前检出,使无症状的病例显著增加。

1.肿块

在新生儿及婴儿中约半数以上因腹部肿块就诊,更有表现为腹大膨隆者,75%患儿在患侧腹部能触及肿块,多呈中度紧张的囊性感。少数质地柔软,偶有波动感,表面光滑而无压痛。少数病例在病史中,肿块有大小的变化,如突然发作腹痛同时出现腹部肿块,当大量排尿后肿块缩小甚至消失,这是一个重要的诊断依据。

2.腰腹部间歇性疼痛

除婴幼儿外,绝大多数患儿均能陈述上腹胃脘部或脐周部痛。年龄较大的儿童可明确指出疼痛来自患侧腰部。疼痛可在大量饮水后诱发,由于疼痛发作时可伴恶心、呕吐,故常被诊为肠痉挛,或其他胃肠道疾病需做超声检查才能发现肾积水。

3.血尿

血尿发生率在10%～30%,可发生于腹部轻微外伤后,或因肾盂内压力增高,肾髓质血管断裂所致,也可能因尿路感染或并发结石引起。

4.尿路感染

发生率低于5%,常表现为尿频、尿急、排尿困难等。

5.高血压

无论小儿或成人均可有高血压,可能因扩张的肾集合系统压迫肾内血管,引起肾供血减少,反射性引起肾素分泌增加之故。

6.肾破裂

肾积水患儿受到直接暴力或跌倒时与硬物相撞,易于破裂,表现为急腹症。

7.尿毒症

双侧肾积水或单肾并发肾积水的晚期可有肾功能不全表现。患儿生长、发育迟滞,或出现喂养困难、厌食等消化道紊乱症状。

8.多尿和多饮症状

肾脏浓缩功能下降之后,可表现为低比重尿、多尿和多饮症状。

(五)诊断

诊断肾盂输尿管连接部梗阻性肾积水并不困难,符合上述临床表现时要考虑本病。一般要进行下列检查中的一种或几种。其中以超声、静脉尿路造影和核素肾扫描最为常用,CT 尿路造影和磁共振尿路造影次之,其他检查根据需要选用。

1.超声检查

超声发现肾脏集合系统分离(>1 cm)或肾内可见相互连通的多个液性暗区可以诊断肾积水。如发现肾盂扩大而输尿管无扩张,膀胱形态正常,排尿后无残余尿,可以考虑诊断肾盂输尿管连接部梗阻。此外,超声还可以测量肾脏大小、肾实质厚度、肾血流速度及血流阻力指数等。目前产前超声检查广泛应用,先天性肾盂输尿管连接部梗阻患儿中,有 $35\%\sim50\%$ 是产前诊断的。产前诊断肾积水的意义在于指导父母了解孩子是否需要做肾盂成形术,或者警惕泌尿系统感染以及肾功能损害。如产前超声检出胎儿有肾积水,应于小儿出生后 $1\sim3$ 周复查。

2.静脉尿路造影

静脉尿路造影可见肾盂肾盏扩张,造影剂突然终止于肾盂输尿管连接部,输尿管不显影。延缓摄片很重要,除注射造影剂后 7 分钟、15 分钟及 30 分钟摄片外,延缓至 60 分钟、120 分钟甚至 180 分钟摄片或增加造影剂剂量,可提高诊断率。肾功能严重受损时,造影剂分泌少或积水量较大,造影剂被稀释显影较差造成诊断困难。此时,超声检查就很重要,如超声检查有肾积水征象而无输尿管扩张,即可诊断为肾盂输尿管连接部梗阻。

3.核素肾扫描检查

核素肾扫描检查包括^{99m}Tc-DAPT 肾动态现象和^{99m}Tc-DMSA 肾静态现象。肾动态显像可了解分肾功能,区分功能型梗阻和器质性梗阻。肾静态显像主要用于肾实质显像,多用于功能不良肾脏或丧失肾脏功能的肾脏检查以及瘢痕肾的检查。

4.CT 和 MRI 检查

两者均可诊断肾脏大小、形态和实质的厚度,都能显示无功能性肾集合系统。近年开展的三围 CTU 和 MRU 还可清楚显示扩张的肾盂肾盏、梗阻部位和肾功能,应用越来越多。

5.逆行肾盂造影

逆行肾盂造影仅在 IVU 显示不满意或不显影,无法确定肾积水和输尿管梗阻部位时采用。因需逆行插管可能导致尿路感染,此项检查多主张术前 48 小时内实施。

6.肾盂穿刺造影和肾盂压力容积测定

因均需要行肾盂穿刺,故临床并未作为常规检查。

7.排尿性膀胱尿道造影

超声发现肾盂积水同时有输尿管扩张则提示输尿管远端病变(反流或狭窄或两者兼有)。可做排尿性膀胱尿道造影,明确有无输尿管反流,并可了解下尿路的解剖形态。

(六)治疗

1.治疗原则

轻度肾积水,体检时偶然发现无明显临床症状,可随访观察。手术指征:①明显梗阻症状且有明确肾盂输尿管连接部梗阻证据;②全肾功能或分肾功能进行性损坏;③并发泌尿系统结石或感染、高血压等。积水肾脏严重萎缩或丧失功能,对侧肾脏正常可考虑行积水肾脏切除术。

2.手术方法

离断性肾盂成形术(Anderson-Hynes 术式)自 1949 年被首次报告以来,已成为治疗肾盂输尿管连接部梗阻的首选术式。因为切除了具有肌细胞发育异常的部位,故离断性肾盂成形术效果最好。手术要求吻合口宽广、低位、呈漏斗形,缝合密闭而无张力。此外,腹腔镜肾盂成形术以及机器人辅助的肾盂成形术应用也越来越多。

(1)离断性肾盂成形术:上腹横切口,内侧起自腹直肌外缘,外侧达腋前线。从腹膜外剪开肾周筋膜。暴露肾下极,沿肾下极可以找到肾盂及输尿管,向输尿管内插入 5F 或 6F 硅胶管,并注入生理盐水,证实远端有无梗阻。6-0 吸收线自剪开的输尿管尖端与肾盂下缘吻合,连续或间断吻合均可。术后 3~6 个月行超声检查和静脉尿路造影复查肾脏恢复情况,如有条件可做术前、术后肾核素扫描检查,更可了解肾脏形态及功能。

(2)腹腔镜和机器人辅助的肾盂成形术:可采用后腹膜入路和腹腔入路,做离断性肾盂成形术。目前,腹腔镜或机器人辅助的肾盂成形术可以达到开放手术疗效。后腹膜入路,建立腹膜后间隙及放置操作器械的方法同肾切除术,手术方法同开放手术的离断性肾盂成形术。术后可放置双J管作为支架管和引流管。

异位血管压迫肾盂输尿管连接部引起的梗阻可切断输尿管上端,切除肾盂输尿管连接部及狭窄的上段输尿管,移位至血管之前,再行吻合。如遇小的肾内型肾盂或肾盂外部瘢痕组织较多,不能做肾盂输尿管吻合时,可做肾下盏与输尿管吻合术,此时必须放置肾造瘘管及经吻合口的内支架管。

3.新生儿肾积水的处理

围生期经超声检出的肾积水,如不合并羊水量少,则于出生后1～3周做超声复查。轻度的肾盂肾盏扩张,可用超声随诊观察。因胎儿及新生儿的肾发育不成熟,肾脏的锥体及髓质在超声检查上是透明的,易误认为肾积水图像,如仍怀疑有肾积水,可在出生后用静脉尿路造影或(和)肾核素扫描进一步证实。

对先天性肾盂输尿管连接部梗阻造成单侧肾积水的新生儿,行外科矫治的时机尚有争议。一些学者认为胎儿以及新生儿肾积水不同于年长儿或成人病例,当有梗阻时,血管活性肽使胎儿肾血管舒张,胎肾血流增加,收集系统负担过重、进而造成扩张。正常情况下胎儿以及新生儿对肾血流急骤变化自动调节能力差,宫内尿路梗阻引起肾积水,可以使肾脏发育迟缓。手术可以解除梗阻,保护肾脏实质免于受损,避免肾功能丢失,故一旦确诊先天性肾盂输尿管连接部梗阻造成单侧肾积水,需尽早手术。

但更多学者认为新生儿单侧肾积水是良性疾病,而真性肾盂输尿管连接部梗阻的发生率较低。肾积水有自行改善的可能,80％以上的新生儿单侧肾积水保留了35％以上的肾功能,而且肾积水不持续加重,肾功能不继续受损,因此绝大多数患儿无须手术治疗。Stephen(1998)认为按照积水肾脏的分肾功能决定复查间隔时间:如果分肾功能＞40％或者逐渐改善,超声证实肾积水没有进行性加重,对侧肾脏没有迅速出现代偿性肥大,说明没有梗阻迹象可以继续保守治疗,每3个月复查肾核素扫描。反之,如分肾功能降低则缩短检查的间隔时间,必要时行肾盂成形术。一致原则是避免出现进行性肾功能损害或积水加重,如果患儿同时伴有腹痛、血尿、结石或泌尿系感染等临床症状,也是手术指征。

4.肾盂成形术后梗阻的治疗

吻合技术不佳、没有做斜面吻合、输尿管没有和肾盂最低位置吻合、尿外渗等是造成肾盂成型术后梗阻的主要原因。肾盂成形术后持续梗阻的原因多为瘢痕增生造成肾盂输尿管连接部吻合口狭窄或闭锁。大量的外渗尿液,易诱发术后局部组织感染,进一步加重组织炎性反应的程度,促进了炎性肉芽肿及瘢痕组织的形成。因此，手术时应注意吻合严密，输尿管应与肾盂下极做斜吻合，保证尿液引流通畅。其次，应采用刺激性小、可吸收的合成线，作为缝线，即使在感染的情况下也具有很强的耐受性。

再次行离断性肾盂成形术应尽可能选择原手术切口，由腹膜外入路暴露肾脏。在分离肾盂输尿管连接部时先找到吻合口下端正常的输尿管，然后再向上逐渐分离出吻合口部位；或于术前患侧输尿管内先逆行插入输尿管导管做标记。如果考虑经腹膜外入路困难，可以经过腹腔，打开后腹膜，暴露患肾及输尿管，利于操作。对于梗阻不严重的病例可延长放置双 J 管的时间。

近年来，也有采用经皮肾盂镜或用输尿管镜逆行做肾盂内切开治疗肾盂成形术后肾盂输尿管连接部持续梗阻的患儿。但内切开对于因异位血管压迫造成的肾盂输尿管连接部梗阻、重度肾积水、肾盂较大和狭窄段较长的病例效果欠佳。肾盂成形术后失败的病例再次手术时若发现肾盂为肾内型肾盂，可以用肾下盏与输尿管吻合。对于输尿管过短，无法与肾盂重新吻合时，可以根据情况行肾盂瓣缝成管状代输尿管、带蒂的膀胱前壁肌肉黏膜瓣缝成管状代输尿管或回肠代输尿管治疗。

(七)预后

经肾盂成形术治疗后，肾盂输尿管连接部梗阻的临床症状如腹痛、肿块、尿路感染等消失，即为治愈。肾功能和肾实质厚度可有一定恢复。除早期轻度积水术后形态和功能可恢复外，大多数病例已经扩张的肾盂、肾盏很难完全恢复正常。术后 6 个月恢复最明显，术后 1 年基本定型。

(八)小结

肾盂输尿管连接部梗阻性肾积水是指尿液无法顺利从肾盂进入上段输尿管，引起肾脏集合系统进行性扩张，进而造成肾脏损害。超声、肾脏核素扫描和静脉肾盂造影为常用方法。诊断明确后可行开放、腹腔镜或机器人辅助的离断性肾盂成形术。

二、先天性尿道下裂

先天性尿道下裂是男性外生殖器常见畸形。因前尿道发育不全，导致尿道口达不到正常位置，即开口可出现在正常尿道口近侧至会阴部途径上，部分病例伴发阴茎下弯。在出生男婴中发病率为 $1/(250\sim300)$。

(一)病因

1.胚胎学因素

尿道下裂因胚胎期外生殖器发育异常所致。正常的外生殖器在胚胎的第

12周发育完成。人胚第6周时,尿生殖窦的腹侧出现一个突起,称为生殖结节。不久在生殖结节的两侧各发生一个生殖突。在生殖结节的尾侧正中线上有一条浅沟,称为尿道沟。尿道沟两侧隆起部分为尿生殖褶。尿道沟的底部即为尿生殖窦膜,此时仍为未分化期的外生殖器。到第7、8周以后开始向男性或女性分化。第10周时可分辨胚胎的外生殖器性别。男性外生殖器的发育是在双氢睾酮的作用下,生殖结节增长形成阴茎。尿生殖窦的下端伸入阴茎并开口于尿道沟,以后尿道沟两侧的尿生殖褶由近端逐渐向远端融合,表面留有融合线称为阴茎缝,所以尿道是由近端向远端形成,尿道外口移到阴茎头冠状沟。第12周时,阴茎头处形成皮肤反折,称为包皮。生殖结节内的间质分化为阴茎海绵体及尿道海绵体。在胚胎期由于内分泌的异常或其他原因致尿道沟融合不全时,即形成尿道下裂。由于尿道远端的形成处于最后阶段,所以尿道口位于阴茎体远端的尿道下裂占比例最大。胚胎期的尿道沟平面称为尿道板。

2.基因遗传因素

尿道下裂发病有明显的家族倾向,本病为多种基因遗传,但具体因素尚不清楚。20%～25%的临床病例中有遗传因素。尿道下裂患者的兄弟也患尿道下裂的概率是正常人的10倍。遗传学研究还发现了众多基因突变和基因的单核苷酸多态性与尿道下裂的发生有关,包括 *WT1*、*AR*、*SRD5A2*、*ESR*、*DGKK0* 等基因。

3.内分泌因素

从胎睾中产生的激素影响男性外生殖器的形成。由绒毛膜促性腺激素刺激睾丸间质细胞在孕期第8周开始产生睾酮,到第12周达顶峰。中肾管的发育依赖睾酮的局部影响,而外生殖器的发育则受双氢睾酮的调节。双氢睾酮是睾酮经 5α-还原酶的作用转化而成。若睾酮产生不足,或睾酮转化成双氢睾酮的过程,出现异常均可导致生殖器畸形。由于生殖器的异常,有可能继发于母亲孕期激素的摄入,对尿道下裂患儿的产前病史,要仔细询问。此外,越来越多的学者认为环境雌激素可能与许多人类生殖缺陷有关,这些生殖缺陷包括人类精子数量减少、尿道下裂和隐睾。

(二)临床表现

典型的尿道下裂有3个特点:①异位尿道口:尿道口可异位于从正常尿道口近端,至会阴部尿道的任何部位。部分尿道口有轻度狭窄,其远端有黏膜样浅沟。尿道口附近的尿道经常有尿道海绵体缺如呈膜状。排尿时尿线一般向后,故患儿常须蹲位排尿,尿道口位于阴茎体近端时更明显。②阴茎下弯:即阴茎向腹侧弯曲,多是轻度阴茎下弯。尿道下裂合并明显阴茎下弯者,约占35%。阴茎下弯可能是胎儿期的正常现象,随着胎儿生长,大部分阴茎下弯自然矫正。阴茎头与阴茎体纵轴的夹角＞15°者在成年后有性交困难。导致阴茎下弯的原因,主要是尿道口远端尿道板纤维组织增生,还有阴茎体尿道腹侧皮下各层组织缺乏及阴茎海绵体背、腹两侧不对称。③包皮的异常分布:阴茎头腹侧包皮因未能在中线融合,故呈Ｖ型缺损,包皮系带缺如,包皮在阴茎头背侧呈帽状堆积。

根据尿道口位置尿道下裂分为 4 型:Ⅰ型阴茎头、冠状沟型;Ⅱ型:阴茎体型;Ⅲ型:阴茎阴囊型;Ⅳ型:会阴型。阴茎下弯的程度与尿道口位置并不成比例,有些开口于阴茎体远端的尿道下裂却合并重度阴茎下弯。国外一般按矫正下弯后尿道口退缩的位置来分型,一般分为前、中、后 3 型。按此分型,尿道口位于阴茎体远端的病例占大多数。

(三)伴发畸形

尿道下裂最常见的伴发畸形为腹股沟斜疝及睾丸下降不全,各约占 9%。尿道下裂越严重,伴发畸形率也越高。

前列腺囊常伴发于重度尿道下裂,一般认为在会阴型及阴茎阴囊型尿道下裂中的发生率可高达 10%～15%。而 Devine(1980)等报道会阴型尿道下裂中的发生率可达 57%。前列腺囊可能是副中肾管退化不全,或尿生殖窦男性化不全的遗迹,开口于前列腺部尿道的后方。正常人的精阜中央有一小凹陷称为前列腺囊。而尿道下裂合并的前列腺囊拉长、向膀胱后方延伸,形成一个大的囊腔,可能并发感染及结石,也可影响插导尿管。如并发感染,以反复附睾炎最常见。手术前感染症状少,尿道成形术后由于尿道延长,增加了尿道阻力,易伴发附睾炎。可经排尿性膀胱尿道造影检出,尿道镜检查、超声及 CT 可明确其位置。前列腺囊也可发生在无尿道下裂人群中。

胚胎期上尿路形成在尿道之前,所以临床上尿道下裂单独伴发上尿路畸形并不多见。因此有人认为当尿道下裂患儿伴发上尿路以外的畸形时,再做上尿路造影或超声检查。少数的尿道下裂患者合并肛门直肠畸形、心血管畸形、胸壁畸形。重度尿道下裂病例常合并阴茎阴囊转位,也有合并阴茎扭转及小阴茎、重复尿道等。

(四)诊断及鉴别诊断

尿道下裂的诊断一望可知。当尿道下裂合并隐睾时要注意鉴别有无性别畸形。进一步检查包括以下几点。①体检:观察患者的体形、身体发育、有无第二性征。检查生殖器时注意有无阴道,触摸双侧睾丸大小、表面及质地。②检查染色体。应用超声等辅助检查了解性腺发育情况。③尿 17-酮、17-羟孕酮类固醇排泄量测定等内分泌检查。④腹腔镜性腺探查及活检。如怀疑性别异常,应先行相关内分泌激素水平、靶器官功能等详细检查。

需要鉴别的性别畸形如下。

1.肾上腺性征异常(女性假两性畸形)

该病几乎都是由肾上腺皮质增生引起。外阴检查可见阴蒂增大如尿道下裂的阴茎。尿生殖窦残留,开口前方与尿道相通,后方与子宫相通。性染色体46XX,尿17-酮、17-羟孕酮增高。

2.真两性畸形

外观酷似尿道下裂合并隐睾。性染色体半数为46XX,30%为46XX/46XY嵌合体,20%为46XY。性腺探查可见体内兼有睾丸、卵巢两种成分的性腺。

3.男性假两性畸形

染色体46XY,但内外生殖器发育不正常,外生殖器外观可全似男性或女性。

4.混合性腺发育不全

混合性腺发育不全是新生儿期外生殖器异常第2种常见的病因。最常见的染色体核型为45XO/46XY。表现为一侧性腺是正常睾丸,另一侧是原始的条索状性腺。60%的患者在出生时表现为男性化不全、小阴茎,外生殖器对雄激素刺激较敏感。

(五)治疗

1.治疗原则

尿道下裂患者因尿道外口位置异常,不能站立排尿,成年后有勃起痛以及性生活障碍,必须手术治疗。目前多数学者主张1岁后即可手术治疗,部分国外学者认为3~18个月是最佳手术年龄。已发表的手术方法多达300余种,至今尚无一种满意的、被所有医师接受的术式。应追求减少手术次数,达到最好效果。无论何种手术方法,均应达到目前公认的治愈标准:①阴茎下弯矫正;②尿道口位于阴茎头正位;③阴茎外观满意;④与正常人一样站立排尿,成年后能进行正常性生活。如尿道外口可做成与正常人一样的裂隙状,外观更佳。

2.尿道下裂手术方法的选择

尿道下裂的治疗分为阴茎下弯矫正、尿道成形两个步骤。早年主要应用分期手术,目前国内外大部分应用一期手术。对重度、合并严重阴茎下弯的尿道下裂采取分期手术仍有一定地位。

(1)合并阴茎下弯的尿道下裂手术:首先矫正阴茎下弯,下弯矫正后缺损尿道目前主要利用带血管蒂的岛状皮瓣、游离移植物、尿道口邻近的皮肤等代尿道进行手术矫正。①阴茎下弯矫正主要包括腹侧切断尿道板和背侧白膜紧缩两种方法。腹侧在横断尿道板之后，一般要分离阴茎海绵体表面、尿道口周围的纤维组织，至阴茎根部后方能完全矫正下弯。在阴茎根部扎止血带，向阴茎海绵体注入生理盐水进行人工勃起试验，仍有下弯的病例，应该用阴茎背侧白膜紧缩术矫正。②尿道成形术包括：横裁包皮岛状皮瓣管状尿道成形术（Duckett 法）；对尿道缺损长的重度尿道下裂，在尿道口周围做一 U 形切口，行 Duckett＋Duplay 尿道成形术；应用包皮、膀胱黏膜、睾丸鞘膜、口腔颊黏膜等游离移植物代尿道，但由于游离移植物本身无血运，易挛缩，术后常因尿道狭窄，需做尿道扩张。对于部分重度尿道下裂采取一期矫正下弯、二期成形尿道的分期手术仍有意义。

（2）无阴茎下弯的尿道下裂手术：尿道口位于阴茎体前端的前型尿道下裂占多数，而且少有合并阴茎下弯。手术方法包括：尿道口前移、阴茎头成形术（MAGPI）、尿道口基底血管皮瓣法（Mathieu 或 flip-flap 法）、加盖岛状皮瓣法（onlay island flap 法）、尿道板纵切卷管法（Snodgrass 或 TIP 法）等。

由于尿道下裂各型差异大，修复要求高，医师需结合患者特点及自己对各种手术的理解和经验，来选择手术方法。

3.尿道下裂术后并发症及治疗

尿道下裂术后最常见的合并症包括：尿道瘘、尿道狭窄、尿道憩室样扩张。

（1）尿道瘘：尿道瘘是尿道成形术后最多发的合并症。公认的发生率为15％～30％，主要原因是做尿道成形术的材料，血液供应差，局部组织缺血、坏死、感染等。一般不急于处理，待术后 6 个月以上，局部皮肤瘢痕软化，血液供应重建后再修复。

（2）尿道狭窄：狭窄多发生在阴茎头段尿道及吻合口处。术后 3 个月之内的早期狭窄可用尿道扩张解决，若多次扩张无效需手术。可切开狭窄尿道，局部造瘘，6 个月后做尿道成形术。

（3）尿道憩室样扩张：常见于手术形成口径过大的尿道、继发于尿道狭窄，成形尿道周围支持组织少也容易导致局部尿道扩张。对继发于尿道狭窄的小的憩室状扩张，在解除狭窄后，大部分可好转。而大的憩室状尿道扩张应先消除原因，然后裁剪憩室样扩张的尿道壁，再次成形尿道。

4.随访与心理治疗

对于尿道下裂术后患者，应做长期随访。关注有无排尿异常。了解患者青春期后的第二性征发育、婚后性生活及生育等情况。成功的尿道下裂修复使术后阴茎外观接近正常，是消除患儿心理负担的最好方法。

(六)结语

尿道下裂是男性外生殖器常见的先天畸形,诊断明确后应积极手术治疗。根据解剖特点选择合适的手术方法以及经验的积累是成功的关键。术后对于患儿的长期随访和心理治疗亦不可忽视。

三、隐睾

隐睾是指阴囊内无睾丸,睾丸未能按照正常发育过程从腰部腹膜后下降至阴囊内。包括睾丸缺如、睾丸横过异位及睾丸下降不全。隐睾如不治疗容易导致不育和睾丸恶变。隐睾在足月儿中发病率约为4%,多数为单侧,右侧多见。

(一)胚胎学

胚胎发育至第5周,尿生殖嵴内侧的腹膜上皮增生,变厚,称生殖上皮。之后尿生殖嵴内外侧之间出现一条纵沟,把原来的尿生殖嵴分为内、外两部,内侧部称生殖嵴,是生殖腺的起源。6周时,原来位于卵黄囊壁的原始生殖细胞沿中线逐渐迁移入胚胎体腔后壁中线两侧的生殖嵴内。原始生殖细胞在生殖嵴内增生、伸入,形成一些界限不清楚的上皮细胞索,称生殖细胞索。这时还不能区分是睾丸还是卵巢,统称为原始生殖腺。第6~7周,如果受精胚为XY型,因有Y染色体的存在,在SRY基因产物的诱导下,原始生殖腺的皮质退化,髓质发育成睾丸。睾丸形成之后,生精小管内的支持细胞分泌一种非激素类的产物,抑制同侧的苗勒管向输卵管,子宫,子宫颈、阴道等方向发育,称为苗勒管抑制物(MIS)。最终促使苗勒管退化。睾丸如何从腰部腹膜后的原始部移位,下降,最终定位在阴囊底部,有许多理论。目前一般认为睾丸的下降过程包括两个阶段:经腹移行阶段和经腹股沟到阴囊阶段。在第1阶段,睾丸依靠睾丸引带固定在腹股沟区,预防随着胚胎的增大而上升。在第2阶段,在睾丸引带的引导下,睾丸从腹股沟区降至阴囊。该过程在出生时完成。

(二)病因

由于睾丸正常下降的机制还不清楚,没有任何一种理论能够说明所有隐睾的病因。目前认为隐睾的发生与内分泌、遗传和物理机械等多因素有关。

1.内分泌失调和遗传因素

下丘脑-垂体-睾丸轴失衡、睾丸分化异常、雄激素等缺乏或不敏感均可引起隐睾。家族性隐睾也有报道。常染色体和性染色体的异常也可引起隐睾。

2.引起睾丸下降的物理机械因素

(1)睾丸引带的牵引作用:胚胎7个月时,睾丸引带出现肿胀,精索肌管也延长增粗。之后,肿胀的引带开始退变收缩,睾丸即沿着引带扩张过的腹股沟管进入阴囊底部。在此过程中,如睾丸未能降至阴囊而是停留在中途,则产生不同程度的睾丸下降不全。如睾丸沿引带末端的其他分支下降至耻骨部、会阴部或对侧,则形成异位睾丸。

(2)有人认为腹内的压力导致睾丸下降,肝、小肠和大肠的发育以及大肠内胎粪的积聚使腹内压升高,从而将睾丸推入阴囊内。腹壁缺损的婴儿隐睾发生率高,被认为是支持腹内压论的证据。最典型的例证就是梅干腹综合征,即腹壁肌肉发育不全、不足或缺如,伴有上尿路扩张和双侧隐睾。

(3)解剖障碍:隐睾并发鞘状突未闭者多见,提示鞘状突附着异常可能阻碍了睾丸的下降。此外,异常的引带残余或筋膜覆盖阴囊入口都可阻止睾丸下降。

(三)病理

1.大体病理

未降入阴囊内的睾丸常有不同程度的发育不全,体积明显小于健侧,质地松软。少数睾丸缺如者,仅见精索血管残端。部分睾丸、附睾及输精管发育畸形,常见有附睾睾丸分离、附睾缺如等畸形。

2.组织病理

正常男孩出生后 60~90 天的睾酮峰波,促使生殖母细胞发育为 Ad 型精原细胞。这个过程在婴儿 3~6 个月时完成。隐睾患者出生后 60~90 天 LH 和 FSH 潮涌受挫,胎儿型间质细胞数目减少,不能形成睾酮峰波,从而导致生殖母细胞不能转变成 Ad 型精原细胞,其组织学标志是:①1 岁以后仍持续出现生殖母细胞;②Ad 型精原细胞减少。可见,隐睾的组织学检查主要表现为生殖细胞发育的障碍。其次是间质细胞数量的减少,但即使是双侧隐睾,仍有适量的雄激素产生,可维持男性第二性征的发育,也很少影响成年后的性行为。隐睾的生精小管平均直径较正常者小,生精小管周围胶原组织增生。

隐睾组织学改变的程度,也和隐睾所处的位置有关。位置越高,病理损害越严重;越接近阴囊部位,病理损害就越轻微。隐睾的病理改变也随着年龄的增长而逐渐加重。成人的隐睾,其生精小管退行性变,几乎看不到正常精子。

(四)临床表现

隐睾可发生于单侧或双侧,单侧明显多于双侧。单侧隐睾中,右侧的发生率略高于左侧。

隐睾侧阴囊扁平,双侧者阴囊发育较差。触诊时阴囊空虚无睾丸。经仔细检查,约 80% 隐睾可在体表触及,最多位于腹股沟部。睾丸体积较对侧略小,不能推入阴囊。挤压睾丸,患者有胀痛感。如果能将触及的睾丸逐渐推入阴囊内,松手之后,睾丸又缩回腹股沟部,称为滑动睾丸,仍应属于隐睾。如松手之后睾丸能在阴囊内停留,则非隐睾,称为回缩性睾丸。约20%的隐睾在触诊时难以触及,但这并不意味着患侧没有睾丸。触不到的隐睾在手术探查中,约80%以上可在腹股沟管或内环附近被发现,而其余不足20%,虽经广泛探查,仍然找不到睾丸。如果一侧找不到睾丸,称为单睾症或单侧睾丸缺如,发生率占隐睾的3%~5%。如双侧隐睾经探查均未能发现睾丸,称无睾畸形,约20 000个男性中有1例。

隐睾由于生精细胞发育受到障碍。最直接的后果,就是对生育能力的影响。单侧隐睾成年后,生育能力会受到某种程度的影响,如为双侧,则有严重障碍。

(五)隐睾的并发症

1.鞘状突管未闭

当隐睾伴有鞘状突管未闭时,若肠管疝入,发生嵌顿者并不少见,而且容易引起肠坏死,也可能压迫精索血管,使睾丸进一步萎缩,严重者导致睾丸梗死。

2.隐睾扭转

未降睾丸发生扭转的概率较阴囊内睾丸高20倍。隐睾扭转一般表现为患侧腹股沟部疼痛性肿块。颇似腹股沟疝嵌顿,但无明显胃肠道病状。右侧腹内隐睾扭转,其症状和体征颇似急性阑尾炎,在小儿急腹症中,应予鉴别;如阴囊内有正常睾丸即可排除该侧隐睾扭转。

3.睾丸损伤

由于隐睾处在腹股沟管内或耻骨结节附近,比较表浅、固定,不如正常睾丸位于阴囊内受到阴囊的缓冲保护,容易受到外力的直接损伤。

4.隐睾恶变

隐睾恶变成睾丸肿瘤,比正常位置睾丸高18~40倍。高位隐睾,特别是腹内隐睾,其恶变发生率比低位隐睾高6倍。隐睾恶变年龄多在30岁之后。

(六)诊断

隐睾的诊断并不难。根据临床表现和体格检查基本可以确诊,但应注意阴囊内触及不到睾丸者并非就是隐睾,特别要注意排除回缩睾丸。回缩睾丸多发生在提睾肌反射比较活跃的5~6岁小儿。检查前应消除小儿的紧张情绪,避免寒冷刺激引起提睾肌收缩而使睾丸回缩。在反复多次或多位医师共同检查后,患侧仍不能触及睾丸者,还应检查股部、耻骨联合部、会阴部,以排除异位睾丸。对于不能触及的隐睾,术前可通过一些特殊检查,无损伤性检查,如超声检查确定睾丸的位置。近年来腹腔镜用于不能触及隐睾的术前检查,取得比较满意的效果。一般有三种发现：精索末端无睾丸；正常精索进入腹股沟内环；腹腔内睾丸。

(七)治疗

隐睾一经诊断，就应适时进行治疗。目前认为，应从新生儿开始对隐睾进行监护，如果发现新生儿阴囊内无睾丸，即应考虑隐睾，应进行专科随访。出生后6个月，如睾丸仍未下降，则自行下降的机会已经很少，不可再盲目等待。1岁以内患儿可试行激素治疗，激素治疗无效和超过1岁者应行睾丸固定术。

隐睾的治疗可分激素治疗和手术治疗。

1.激素治疗

激素治疗之前，应反复检查并采取一定的措施以排除回缩睾丸。治疗时机应在出生后6～10个月。

(1)LHRH(促黄体生成素释放激素)或称GNRH(促性腺激素释放激素)：适用于垂体分泌GNRH不正常，表现为LH基础值降低。给予GNRH以提高LH值。目前大都在欧洲使用，国内应用极少。

(2)HCG(促性腺激素)：刺激Leydig细胞以增高血浆睾酮浓度而促进睾丸下降。HCG目前被临床广泛应用。剂量：5岁前1 000～1 500 U/(m^2·次)，隔天1次，共9次；5岁后1 500 U/(m^2·次)，隔天1次，共9次。

(3)LHRH＋HCG：据报道，如果在LHRH治疗后再加用HCG，每周一次，每次1 500 U连续3周，睾丸的下降率会有明显增加。

2.手术治疗

对激素治疗无效者，应在1岁之后、2岁之前进行手术治疗。

(1)睾丸固定术：下腹横切口，切开腹外斜肌腱膜，大部分隐睾位于外环口附近。分离、结扎鞘状突管(或疝囊)，在腹膜后游离睾丸和精索使睾丸无张力降至阴囊内。部分高位隐睾需要游离精索至肾脏下极，大多数睾丸均可无张力地牵至阴囊底部。将睾丸纳入阴囊皮肤肉膜层与精索外筋膜之间腔隙。有些术前不能触及的隐睾，在手术探查中，腹股沟管内未能找到睾丸。如发现有精索血管盲端，则提示该侧没有睾丸，不必再做广泛的探查；如果只发现输精管盲端或附睾，应考虑输精管或附睾可能与睾丸完全分离，必须继续在腹膜后探查，直至睾丸原始发育的部位。

(2)分期睾丸固定术：第1次手术时不能将睾丸固定在阴囊内，暂时将睾丸固定在腹股沟皮下环附近者；或第1次手术虽将睾丸固定在阴囊内，但而后睾丸又缩回到腹股沟部者，都应考虑再次手术，将睾丸固定在阴囊内。第2次手术应在第 1 次手术后 6～12 个月进行。

（3）Fowler-Stephens（F-S）手术：即精索动静脉切断术，或称长袢输精管法。多应用于腹腔内高位隐睾、精索血管短、输精管长、睾丸引带血运好的病例。现多为分期 F-S 手术，在第 1 期手术时，只是尽可能地高位切断精索血管，而不试图对精索做任何游离。待 6 个月之后，二期手术游离精索，切断血管并完成睾丸固定术。对于高位隐睾，睾丸下降固定困难，又不适合做分期 Fowler-Stephens 手术者，可以只把睾丸固定于皮下，以免睾丸萎缩。

（4）腹腔镜在隐睾的诊断和治疗的应用：腹腔镜检查作为不能触及睾丸的定位方法始于 1976 年 Cortesi 等。对于不能触及的隐睾，手术前先行腹腔镜检查，可以迅速明辨隐睾的位置，从而缩短手术探查的时间。如在腹内见有精索血管盲端，则提示该侧睾丸缺如，从而避免了盲目的手术探查。目前腹腔镜除了高位隐睾探查，也广泛应用于腹股沟型隐睾的睾丸固定手术，取得满意效果，手术原则与开放手术相同。

（5）睾丸自体移植：如睾丸不能被无张力地置入阴囊，主要是精索内动脉过短。因此，精索动静脉切断并分别与腹壁下动静脉进行吻合，使睾丸无张力地固定在阴囊内。前提是睾丸发育好，精索血管条件满意，但应用范围小。

（6）睾丸切除术：对于腹内高位隐睾经充分游离精索后，仍然不能完成一期睾丸固定，而没有条件进行其他手术方法，而且该侧睾丸发育极差，并无保留的实际意义，特别是青春期后隐睾，其对侧睾丸正常发育、位于阴囊内者，在和家长沟通后可行睾丸切除。选择手术一定慎重。

（八）小结

隐睾即阴囊内未触及睾丸，包括睾丸缺如、睾丸横过异位及睾丸下降不全。1 岁之内可试行激素治疗，超过 1 岁或激素治疗无效者应手术。

四、包茎

包茎是指包皮口狭小，使包皮不能外翻显露阴茎头，分先天性及后天性包茎两种。

（一）病理生理

先天性包茎即生理性包茎，可见于每一个正常新生儿及婴幼儿。小儿出生时包皮与阴茎头之间粘连，数月后粘连逐渐消退，包皮与阴茎头分离。至 3～4 岁时，由于阴茎及阴茎头生长，包皮可自行向上退缩，外翻包皮可显露阴茎头。包皮过长是小儿的正常现象，并非病理性。小儿 11～15 岁时，有 2/3 的包皮可完全上翻。16～17 岁时，仅不足 5% 有包茎。如包皮口非常细小，使包皮不能退缩,妨碍阴茎头甚至整个阴茎的发育,也可导致排尿困难。有包茎的小儿,由于分泌物积留于包皮下,经常刺激黏膜,可造成阴茎头包皮炎。

后天性包茎多继发于阴茎头包皮炎及包皮、阴茎头的损伤,发生率为0.8%~1.5%。急性阴茎头包皮炎,反复感染,包皮口逐渐有瘢痕而失去弹性,包皮口有瘢痕性挛缩形成,包皮不能向上退缩,并常伴有尿道口狭窄。这种包茎不会自愈。

(二)临床症状

包皮口狭小者有排尿困难、尿线细、包皮膨起。长期排尿困难可引起脱肛等并发症。尿潴留于包皮囊内经常刺激包皮及阴茎头,促使其产生分泌物及表皮脱落,形成过多的包皮垢。严重者可引起包皮和阴茎头溃疡或结石形成。有的包皮垢如黄豆大小,堆积于冠状沟处,隔着包皮可见略呈白色的小肿块,常被家长误认为肿瘤而就诊。由于包皮垢积留于包皮下,可诱发阴茎头包皮炎。急性发炎时,阴茎头及包皮潮湿红肿,可产生脓性分泌物。

(三)治疗

对于婴幼儿期的先天性包茎,如果无排尿困难、包皮感染等症状,大多数不必治疗。对于有症状者可先将包皮反复试行上翻,以便扩大包皮口。当阴茎头露出后,清洁包皮垢,涂抗生素药膏或液状石蜡使其润滑,然后将包皮复原,否则会造成嵌顿包茎。大部分小儿经此种方法治疗,随年龄增长,均可治愈,只有少数需做包皮环切术。

后天性包茎患者由于其包皮口呈纤维狭窄环,需做包皮环切术。

对包皮环切术的适应证说法不一,有些国家及地区因宗教或民族习惯,生后常规做包皮环切。有人认为包皮环切可减少阴茎癌与宫颈癌的发病率。但有资料说明,常规做包皮环切的国家,与包皮环切术不普及而生活水平高的国家,这两种癌的发病率均很低,无显著差异。说明只要养成注意卫生的习惯,便可以避免阴茎癌。当然,包皮环切术也有优点,即可以降低泌尿系感染,尤其是包皮感染、阴茎头炎。但是包皮环切术毕竟是个手术,与其带来的手术风险相比,对手术的优点仍有争论。

包皮环切术的适应证为:①包皮口有纤维性狭窄环;②反复发作阴茎头包皮炎。这两者为绝对适应证。对于5岁以后包皮口狭窄,包皮不能退缩而显露阴茎头者,需要根据患者具体情况及家长要求掌握。对于阴茎头包皮炎患儿,在急性期应用抗生素控制炎症,局部每天用温水或4%硼酸水浸泡数次。待炎症消退后,先试行手法分离包皮,局部清洁治疗,无效时考虑做包皮环切术。炎症难以控制时,应做包皮背侧切开以利引流。

(四)嵌顿包茎

嵌顿包茎是指当包皮被翻至阴头上方后,如未及时复位,包皮环将阻塞静脉及淋巴循环而引起水肿,致使包皮不能复位,造成嵌顿包茎。包皮发生水肿后,包皮狭窄环越来越紧,以致循环阻塞及水肿更加严重,阴茎头呈暗紫色肿大,患儿疼痛剧烈,可有排尿困难。时间过长,嵌顿包皮及阴茎头可发生坏死、脱落。嵌顿包茎应尽早就诊,大部分患儿可手法复位。手法复位方法有两种:①在阴茎冠状沟处涂液状石蜡后,紧握阴茎头并逐渐加压,用两个拇指压挤阴茎头,两手的示指和中指把包皮褪下来,使之复位。②左手握住阴茎体,右手拇指压迫阴茎头,左手把包皮从阴茎体上退下来,同时右手指把阴茎头推入包皮囊中。有时可加用粗针头多处穿刺包皮,挤出水液,也有助于复位。复位后应择期做包皮环切手术。若手法复位失败,应做包皮背侧切开术,待组织水肿消散后,做包皮环切术。如嵌包皮已破溃或情况允许,可急诊做包皮环切术。

(五)小结

包茎分为先天性以及后天性两种。包皮口狭窄的包茎可以导致包皮垢、感染、排尿困难。包皮环切手术的绝对适应证是后天性包茎以及反复感染、排尿困难的包茎。

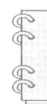

第五章 造血系统疾病

第一节 营养性缺铁性贫血

一、发病机制

营养性缺铁性贫血是由于体内铁储存不足,影响血红蛋白合成所引起的小细胞低色素性贫血,是小儿特别是婴幼儿较常见的疾病。

新生儿体内总铁含量不足、饮食原因而摄入铁减少、生长发育对铁的需求较多或经肠道丢失铁较多等因素,是导致小儿贫血的常见原因。血清蛋白是反映储存铁的敏感指标,在铁减少期,仅有机体储存铁的减少;红细胞生成缺铁期时,除储存铁减少外,红细胞生成所需铁已不足,含铁酶的合成减少,铁依赖性酶活性降低;在缺铁性贫血期,则出现明显的小细胞低色素性贫血。

二、临床表现

(一)一般症状

患儿皮肤颜色苍白或苍黄,可有匙状甲、指甲脆裂、毛发干枯、脱发、舌炎等现象,并有烦躁、易激动等症状。

(二)各系统变化

食欲缺乏可有异嗜癖,有时会出现呕吐或腹泻、口腔黏膜萎缩或舌炎、乏力、心悸、呼吸加快、患儿活动少而喜欢独处。部分患儿可出现心界扩大,心脏杂音,下肢水肿及肝大、脾大或心力衰竭等表现。

三、辅助检查

(一)血常规检查

小细胞低色素性贫血,血红蛋白的减少较红细胞减少明显。红细胞大小不均,以小细胞为主,中央淡染区扩大。网织红细胞、白细胞及血小板正常或轻度减少。

(二)血生化检查

血生化检查包括:①血清铁蛋白白铁减少期即开始降低,反映储存铁的不足,放射免疫测定法一般<10～20 μg/L;②血清铁降低<8.95 μmol/L;③血清总铁结合力增高>62.7 μmol/L;④转铁蛋白饱和度下降<5%。

(三)骨髓涂片检查

骨髓涂片检查可见细胞外铁减少,铁粒幼细胞<15%。

四、诊断

根据病史、喂养情况、临床表现及血常规特点,一般可进行初步诊断。小儿喂养史对诊断该病十分重要,人乳及牛乳中铁含量均较低,若不及时添加辅食则易使小儿铁缺乏。诊断的关键依据是有关铁的生化检查结果。若试验性铁剂治疗后血红蛋白上升 10 g/L 以上时,也有诊断意义。

五、治疗

(一)饮食

消除不良饮食习惯,摄入含铁丰富、铁吸收率高的食物。

(二)预防感染

积极防治各种感染性疾病。

(三)铁剂治疗

铁剂治疗是纠正营养性缺铁性贫血的关键措施,常用制剂有硫酸亚铁、反丁烯二酸铁、葡萄糖酸亚铁等。剂量以元素铁计算,每天 2～6 mg/kg,分 2～3 次于两餐之间服用。同时服用维生素 C 来促进铁的吸收。贫血一般可在服药 3～4 周后得到纠正,但仍需继续服用 2～3 个月,以使储存铁恢复正常。口服铁剂不能吸收、胃肠道反应严重或持续失血时,可肌内注射右旋糖酐铁治疗。

(四)输血治疗

输血治疗仅适用于有严重贫血、并发心功能不全或伴感染的患者,每次输血量不超过 7 mL/kg 体重,速度宜慢。

第二节　营养性巨幼细胞贫血

一、发病机制

营养性巨幼细胞贫血是由于维生素 B_{12} 或叶酸缺乏,导致体内细胞 DNA 合成障碍而引起的一组贫血性疾病。该病的发生与饮食及某些疾病有关。单纯母乳喂养或以奶粉为主的人工喂养,在未及时添辅食的情况下,或有不良饮食习惯,如:不食动物内脏、少食绿叶蔬菜或单纯素食、长期偏食可引起巨幼细胞性贫血。长期消化道功能紊乱,如腹泻、脂肪泻等可影响维生素 B_{12} 的吸收,而急性感染或肝脏疾病又可影响叶酸的代谢。维生素 B_{12} 和叶酸缺乏时,DNA 合成障碍而使其数量减少,细胞不能分裂倍增,但 RNA 的合成却不受影响,于是导致细胞胞质发育与细胞核的成熟不同步,出现"幼核老浆"的巨细胞改变。红细胞系统受影响时,红细胞的生成减慢,出现大量的无效红细胞。大红细胞的寿命较短,于是可出现巨幼红细胞性贫血。细胞的巨幼变也可同时影响消化道黏膜上皮细胞,使机体出现消化道症状。维生素 B_{12} 缺乏时,因受脂肪代谢及三羧酸循环过程的影响,导致神经髓鞘中脂蛋白的合成障碍,从而出现中枢及周围神经系统形态与功能的变化。

二、临床表现

(一)贫血表现

面色苍白,颜面稍显水肿,呈内源性肥胖。头发黄而稀疏,肌肉无力。少数患者有皮肤出血点。贫血严重者可出现心界扩大及心脏杂音,甚至心功能不全。

(二)神经-精神症状

发育迟钝,表情呆滞,嗜睡,对周围反应差,智力及动作能力均可出现倒退。手足及头部可有无意识颤动,唇舌亦可见细微震颤。舌尖因受下切牙摩擦可有溃疡形成。泪少、无汗。少数患儿腱反射亢进并出现踝阵挛,或浅反射消失。

(三)其他表现

患者常有厌食、恶心、呕吐、腹泻,并可伴有舌炎,舌面光滑,喉部常有痰鸣。

三、辅助检查

(一)血常规

红细胞数量的下降较血红蛋白明显,呈大细胞性贫血。红细胞形态大小不一,以大细胞偏多,中央淡染区不明显,有时可见卵圆形红细胞,网织红细胞计数正常或减少。白细胞计数大多减少,中性粒细胞计数有分叶过多现象。血小板计数可正常或减少。

(二)骨髓常规

红细胞增生明显,各期红细胞均有巨幼变,胞体大,核质染色疏松,胞质多,核质的发育落后于胞质;粒细胞系可有巨晚幼、巨型杆状核及分叶过多粒细胞。骨髓象检查对诊断有重要意义,但必须在治疗前进行,否则治疗 3 小时后即有变化,失去诊断意义。

(三)血生化检查

维生素 B_{12} 缺乏时,血清维生素 B_{12}、红细胞内叶酸减少。叶酸缺乏时,血清叶酸、红细胞内叶酸水平降低。

四、诊断

根据临床表现、血常规及骨髓常规检查可以诊断巨幼细胞贫血。当有明显神经系统症状时,可考虑有维生素 B_{12} 缺乏。进一步根据血清叶酸及维生素 B_{12} 测定结果,再判定是由维生素 B_{12} 缺乏还是叶酸缺乏所致。无条件测定时,可分别给予患者叶酸或维生素 B_{12} 试验性治疗。

五、治疗

(一)一般治疗

去除病因,选择易消化、富含叶酸、维生素 B_{12} 的食物。病情严重者,可输血治疗。伴明显震颤者,可给予适当镇静治疗。

(二)维生素 B_{12} 及叶酸的应用

有明显神经症状者,以应用维生素 B_{12} 为主。一般可选用维生素 B_{12},每次 $25\sim100~\mu g$,每天 1 次,或每周 $2\sim3$ 次,肌内注射,共用 $2\sim4$ 周或至血常规恢复正常为止。应用维生素 B_{12} 治疗 $2\sim3$ 天后一般可见精神好转,网织红细胞于用药后 $5\sim7$ 天后达高峰,继红细胞数及血红蛋白上升,逐渐达正常水平。神经系统症状改善较慢,部分病例需数月后才能完全恢复。叶酸剂量为 5 mg,每天 3 次,共服数周。同时服用维生素 C 可促进叶酸的利用。一般在服用叶酸 $1\sim$ 2 天后,即有食欲好转,$2\sim4$ 天时网织红细胞增加,$4\sim7$ 天达高峰,$2\sim4$ 周后红细胞及血红蛋白可恢复正常,骨髓中巨幼红细胞于治疗后 $24\sim48$ 小时转变为正常幼红细胞。

第三节　溶血性贫血

一、遗传性球形红细胞增多症

遗传性球形红细胞增多症（hereditary spherocytosis，HS）是一种红细胞膜先天性缺陷的遗传性溶血性贫血，以不同程度贫血、反复出现的黄疸、持续性脾大、球形红细胞增多及红细胞渗透脆性增加为特征。

（一）病因和发病机制

红细胞膜由双层脂质和膜蛋白组成。本病是由调控红细胞膜蛋白的基因突变造成红细胞膜缺陷所致，大多数为常染色体显性遗传，少数为常染色体隐性遗传。基因突变造成多种膜蛋白（主要是膜骨架蛋白）单独或联合缺陷，主要有：①锚蛋白（ankrin）缺乏；②带 3 蛋白（band 3）缺乏；③血影蛋白（spectrin）缺乏；④4.2 蛋白（band 4.2）缺乏。缺陷造成红细胞的病理生理改变：①红细胞膜双层脂质不稳定以出芽形式形成囊状而丢失，使红细胞表面积减少，表面积与体积比值下降，红细胞变成球形；②红细胞膜阳离子通透增加，钠和水进入胞内而钾透出胞外，为了维持红细胞内外钠离子平衡，钠泵作用加强致 ATP 缺乏，钙-ATP酶受抑，致细胞内钙离子浓度升高并沉积在红细胞膜上；③红细胞膜蛋白磷酸化功能下降，过氧化酶增加，与膜结合的血红蛋白增加，导致红细胞变形性下降。以上改变使得红细胞膜的变形性能和柔韧性能减弱，少量水分进入胞内极易胀破而溶血，红细胞通过脾时易被破坏而溶解，从而发生血管外溶血。

（二）临床表现

贫血、黄疸、脾大是本病三大特征，而且在慢性溶血性贫血的过程中易出现急性溶血发作。发病年龄越小，症状越重。新生儿期起病者易出现急性溶血性贫血和高胆红素血症；婴儿和儿童患者贫血的程度差异较大，大多为轻至中度贫血。黄疸可见于大部分患者，多为轻度，呈间歇性。几乎所有患者都有脾大，且随年龄增长而逐渐显著，溶血危象时肿大明显。肝多为轻度肿大。未行脾切除患者可并发色素性胆石症，10 岁以下发生率为 5％，发现胆结石最小年龄为 4～5 岁。长期贫血可因骨髓代偿造血而致骨骼改变，但程度一般较地中海贫血轻。偶见踝部溃疡。

在慢性病程中，可因感染、劳累或情绪紧张等因素诱发"溶血危象"：贫血和黄疸突然加重，伴有发热、寒战、呕吐，脾大显著并有疼痛。还可出现"再生障碍危象"：以红系造血受抑为主的骨髓造血功能暂时性抑制，出现严重贫血，可有不同程度的白细胞计数和血小板计数减少；危象与微小病毒感染有关，呈自限性过程，持续数天或 1～2 周才能缓解。

(三)辅助检查

1.血常规

贫血多为轻至中度，发生危象时可呈重度；网织红细胞升高；MCV 和 MCH 多正常，MCHC 可增加；白细胞及血小板多正常。外周血涂片可见胞体小、染色深、中心浅染区消失的球形红细胞增多，是本病的特征，占红细胞数的 0.2～0.4，大多在 0.10 以上。少数患者球形红细胞数量少或红细胞形态改变不明显。

2.红细胞渗透脆性试验

大多数病例红细胞渗透脆性增加，0.5％～0.75％盐水开始溶血，0.40％完全溶血。24 小时孵育脆性试验则 100％病例阳性。

3.其他

溶血的证据如血清间接胆红素和游离血红蛋白增高，结合珠蛋白降低，尿中尿胆原增加。红细胞自身溶血试验阳性，加入葡萄糖或 ATP 可以纠正。骨髓象示红细胞系统明显增生，但有核红细胞形态无异常。酸化甘油试验阳性。采用十二磺酸钠聚丙烯酰胺凝胶电泳或放射免疫法测定膜蛋白含量有助于判断膜蛋白的缺陷。分子生物学方法可确定基因突变位点。

(四)诊断和鉴别诊断

根据贫血、黄疸、脾大等临床表现，球形红细胞增多，红细胞渗透脆性增加即可做出诊断；阳性家族史更有助于确诊。对于球形红细胞数量不多者，可做孵育后红细胞渗透脆性试验和自身溶血试验，如为阳性有诊断意义。鉴别诊断的疾病种类：自身免疫性溶血性贫血，黄疸型肝炎等。

(五)治疗

1.一般治疗

注意防治感染，避免劳累和情绪紧张，适当补充叶酸。

2.防治高胆红素血症

新生儿发病者多见高胆红素血症。

3.输注红细胞

贫血轻者无须输红细胞，重度贫血或发生溶血危象时应输红细胞。发生再生障碍危象时可输红细胞，必要时输血小板。

4.脾切除

脾切除对常染色体显性遗传病例有显著疗效,术后黄疸消失、贫血纠正,不再发生溶血危象和再生障碍危象,红细胞寿命延长,但不能根除先天缺陷。手术应于5岁以后进行,因过早切脾可降低机体免疫功能,易发生严重感染。若反复再生障碍危象或重度溶血性贫血致生长发育迟缓,则手术年龄可提早。为防止术后感染,应在术前1~2周注射多价肺炎链球菌疫苗,术后应用长效青霉素预防治疗1年。脾切除术后血小板数于短期内升高,如血小板计数>$800×10^9$/L,应给予抗血小板凝集药物,如双嘧达莫等。

二、红细胞葡萄糖-6-磷酸脱氢酶缺乏症

红细胞葡萄糖-6-磷酸脱氢酶(G-6-PD)缺乏症是一种遗传性溶血性疾病。本病分布遍及世界各地,估计全世界有2亿以上的人患有G-6-PD缺陷,但各地区、各民族间的发病率差异很大。高发地区为地中海沿岸国家、东印度、菲律宾、巴西和古巴等。在我国,此病主要见于长江流域及其以南各省,以四川、广东、广西、云南、福建、海南等省(自治区)的发病率较高,北方地区较为少见。

(一)病因

本病是由G-6-PD的基因突变所致。G-6-PD基因定位于X染色体长臂2区8带(Xq28),全长约18.5kb,含13个外显子,编码515个氨基酸。男性半合子和女性纯合子均表现为G-6-PD显著缺乏;女性杂合子发病与否,取决于其G-6-PD缺乏的细胞数量在细胞群中所占的比例,在临床上有不同的表现度,故称为不完全显性。

迄今,G-6-PD基因的突变已达122种以上;中国人(含海外华裔)的G-6-PD基因突变型即有17种,其中最常见的是$nt1376G{\rightarrow}T$(占57.6%)、$nt1388G{\rightarrow}A$(占14.9%),其他突变有$nt95A{\rightarrow}G$、$nt493A{\rightarrow}G$,$nt1024G{\rightarrow}T$等。同一地区的不同民族其基因突变型相似,而分布在不同地区的同一民族其基因突变型则差异很大。

(二)发病机制

本病发生溶血的机制尚未完全明了,目前认为服用氧化性药物(如伯氨喹)诱发溶血的机制为:G-6-PD是红细胞葡萄糖磷酸戊糖旁路代谢中所必需的脱氢酶,它使6-磷酸葡萄糖释出H^+,从而使辅酶Ⅱ(NADP)还原成还原型辅酶Ⅱ(NADPH)。NADPH是红细胞内抗氧化的重要物质,它能使红细胞内的氧化型谷胱甘肽(GSSG)还原成还原型谷胱甘肽(GSH)和维持过氧化氢酶(catalase,Cat)的活性。GSH的主要作用是:①保护红细胞内含硫氢基(-SH)的血红蛋白、

酶蛋白和膜蛋白的完整性,避免过氧化氢(H_2O_2)对含-SH基物质的氧化;②与谷胱甘肽过氧化酶(GSHpx)共同使H_2O_2还原成水(H_2O)。Cat是H_2O_2还原成水的还原酶。G-6-PD缺乏时,NADPH生成不足,GSH和Cat减少,因此,当机体受到氧化物侵害时氧化作用产生的H_2O_2不能被及时还原成水,过多的H_2O_2作用于血红蛋白的-SH基,使血红蛋白氧化成高铁血红蛋白和血红蛋白二硫化合物(Hb-SSG),导致血红蛋白变性沉淀,形成不溶的变性珠蛋白小体沉积于红细胞膜上,改变了红细胞膜的电荷、形态及变形性;过多的H_2O_2亦作用于含-SH基的膜蛋白和酶蛋白,膜脂质成分也发生变化。上述作用最终造成红细胞膜的氧化损伤和溶血。这种溶血过程是自限性的,因为新生红细胞的G-6-PD活性较高,对氧化剂药物有较强的"抵抗性",当衰老红细胞酶活性过低而被破坏后,新生红细胞即代偿性增加,故不再发生溶血。蚕豆诱发溶血的机制未明,蚕豆浸液中含有多巴、多巴胺、蚕豆嘧啶类、异脲咪等类似氧化剂物质,可能与蚕豆病的发病有关,但很多G-6-PD缺乏者在进食蚕豆后并不一定发病,故认为还有其他因素参与,尚有待进一步研究。

(三)临床表现

根据诱发溶血的不同原因,可分为以下5种临床类型。

1.伯氨喹型药物性溶血性贫血

伯氨喹型药物性溶血性贫血是由于服用某些具有氧化特性的药物而引起的急性溶血。此类药物包括抗疟药(伯氨喹、氯喹等),镇痛退热药(阿司匹林、非那西汀),磺胺类药,抗菌药(硝基呋喃类、氯霉素、对氨水杨酸),砜类药(氨苯砜等),杀虫药(β萘酚、锑波芬、硝基哒唑),大剂量维生素K,丙磺舒,二巯丙醇(BAL),中药川莲、腊梅花等。常于服药后1~3天出现急性血管内溶血。有头晕、厌食、恶心、呕吐、疲乏等症状,继而出现黄疸、血红蛋白尿,溶血严重者可出现少尿、无尿、酸中毒和急性肾衰竭。溶血过程呈自限性是本病的重要特点,轻症的溶血持续1~2天或1周左右临床症状逐渐改善而自愈。

2.蚕豆病

常在蚕豆成熟季节流行,进食蚕豆或蚕豆制品(如粉丝)均可致病,母亲食蚕豆后哺乳可使婴儿发病。通常于进食蚕豆或其制品后24~48小时发病,表现为急性血管内溶血,其临床表现与伯氨喹型药物性溶血相似。

3.新生儿黄疸

感染、病理分娩、缺氧、给新生儿哺乳的母亲服用氧化剂药物或新生儿穿戴有樟脑丸气味的衣服等均可诱发溶血,但也有不少病例无诱因可查。主要症状为面色苍白、黄疸,大多于出生 2～4 天后达到高峰,半数患儿可有肝、脾大。贫血大多数为轻度或中度。血清胆红素含量增高,重者可致胆红素脑病。

4.感染诱发的溶血

细菌、病毒、支原体感染,如沙门菌感染、细菌性肺炎、病毒性肝炎和传染性单核细胞增多症、肺炎支原体等均可诱发 G-6-PD 缺乏者发生溶血,一般于感染后几天之内突然发生溶血,溶血程度大多较轻,黄疸多不显著。

5.先天性非球形细胞性溶血性贫血

患者常于婴儿期发病,无诱因情况下出现慢性溶血性贫血,表现为贫血、黄疸、脾大;可因感染或服药而诱发急性溶血。

(四)辅助检查

1.红细胞 G-6-PD 缺乏的筛选试验

(1)高铁血红蛋白还原试验:正常还原率＞0.75(脐血＞0.78);中间型为0.74～0.31(脐血 0.77～0.41);显著缺乏者＜0.30(脐血＜0.40)。

(2)荧光斑点试验:NADPH 在波长 340 nm 紫外线激发下可见荧光;缺乏G-6-PD 的红细胞因 NADPH 减少,故荧光减弱或不发生荧光。正常 10 分钟内出现荧光;中间型者 10～30 分钟出现荧光;严重缺乏者 30 分钟仍不出现荧光。本试验敏感性和特异性均较高。

(3)硝基四氮唑蓝(NBT)纸片法:正常滤纸片呈紫蓝色,中间型呈淡蓝色,显著缺乏者呈红色。

2.红细胞 G-6-PD 活性测定

这是特异性的直接诊断方法,正常值随测定方法而不同:①世界卫生组织(WHO)推荐的 Zinkham 法为(12.1±2.09)IU/gHb;②国际血液学标准化委员会(SICSH)推荐的 Clock 与 Mclean 法为(8.34±1.59)IU/gHb;③NBT 定量法为 13.1～30.0 BNT 单位。近年开展 G-6-PD/6-PGD 比值测定,可进一步提高杂合子检出率:正常值为 1.0～1.67(脐血 1.1～2.3)。

3.变性珠蛋白小体生成试验

在溶血时阳性细胞＞0.05;溶血停止时呈阴性。不稳定血红蛋白病患者此试验亦可为阳性。

(五)诊断

阳性家族史或过去病史均有助于临床诊断。病史中有急性溶血特征,并有食蚕豆或服药物史、新生儿黄疸、自幼即出现原因未明的慢性溶血者,均应考虑本病。结合实验室检查即可确诊。

(六)治疗

对急性溶血者,应去除诱因。在溶血期应供给足够水分,注意纠正电解质失衡,口服碳酸氢钠,使尿液保持碱性,以防止血红蛋白在肾小球管内沉积。贫血较轻者无须输红细胞,去除诱因后溶血大多于 1 周内自行停止;贫血较重时,可输给 G-6-PD 正常的红细胞 1～2 次。密切注意肾功能,如出现肾衰竭,应及时采取有效措施。

新生儿黄疸可用蓝光治疗,个别严重者应考虑换血疗法,以防止胆红素脑病的发生。

(七)预防

在 G-6-PD 缺陷高发地区,应进行群体 G-6-PD 缺乏症的普查;已知为 G-6-PD 缺乏者,应避免进食蚕豆及其制品,忌服有氧化作用的药物,并加强对各种感染的预防。

三、地中海贫血

地中海贫血亦称珠蛋白生成障碍性贫血、海洋性贫血,是一组遗传性溶血性贫血。其共同特点是由于珠蛋白基因的缺陷使血红蛋白中的珠蛋白肽链有一种或几种合成减少或不能合成,导致血红蛋白的组成成分改变。本组疾病的临床症状轻重不一,重型和中间型者大多表现为慢性进行性溶血性贫血。

本病在国外以地中海沿岸国家和东南亚各国多见,我国长江以南各省均有报道,以广东、广西、海南、四川等省发病率较高,在北方较为少见。

(一)病因和发病机制

正常人血红蛋白(Hb)中的珠蛋白含四种肽链,即 α、β、γ 和 δ。根据珠蛋白肽链组合的不同形成 3 种血红蛋白,即 HbA($\alpha_2\beta_2$),HbA$_2$($\alpha_2\delta_2$)和 HbF($\alpha_2\gamma_2$)。当遗传缺陷时,珠蛋白基因功能障碍,珠蛋白肽链合成障碍,从而出现慢性溶血性贫血。根据肽链合成障碍的不同,分别称为 α、β、$\delta\beta$ 和 δ 等地中海贫血。其中以 α 和 β 地中海贫血较常见。

1. β 地中海贫血

人类 β 珠蛋白基因簇位于第 11 号染色体短臂 1 区 2 节(11p1.2)。β 地中海贫血的病因主要是由于该基因的点突变,少数为基因缺失。基因缺失和有些点突变可致 β 链的生成完全受抑制,称为 β^0 地中海贫血;有些点突变或缺失使 β 链的生成部分受抑制,则称为 β^+ 地中海贫血。染色体上的两个等位基因突变点相同者称为纯合子;同源染色体上只有一个突变点者称为杂合子;等位基因的突变点不同者称为双重杂合子。

重型 β 地中海贫血是纯合子或双重杂合子状态。因 β 链生成完全或明显受到抑制，以致含有 β 链的 HbA 合成减少或消失，而多余的 α 链与 γ 链结合而成为 HbF($\alpha_2\gamma_2$)，使 HbF 明显增加。由于 HbF 的氧亲和力高，致患者组织缺氧。过剩的 α 链沉积于幼红细胞和红细胞中，形成 α 链包涵体附着于红细胞膜上而使其变僵硬，在骨髓内大多被破坏而导致"无效造血"。部分含有包涵体的红细胞虽能成熟并被释放至外周血，但当它们通过微循环时就容易被破坏；这种包涵体还影响红细胞膜的通透性，从而导致红细胞的寿命缩短。所以，患儿在临床上呈慢性溶血性贫血。贫血和缺氧刺激红细胞生成素的分泌量增加，促使骨髓增加造血，因而引起骨骼的改变。贫血使肠道对铁的吸收增加，加上在治疗过程中的反复输血，使铁在组织中大量储存，导致含铁血黄素沉着症。

轻型 β 地中海贫血是杂合子状态，β 链的合成仅轻度减少，故其病理生理改变极轻微。中间型 β 地中海贫血是双重杂合子和某些地中海贫血变异型的纯合子或双重杂合子状态，其病理生理改变介于重型和轻型之间。

2. α 地中海贫血

人类 α 珠蛋白基因簇位于第 16 号染色体短臂末端(16p13.3)。每条染色体各有 2 个 α 珠蛋白基因，一对染色体共有 4 个 α 珠蛋白基因。大多数 α 地中海贫血是由 α 珠蛋白基因的缺失所致，少数由基因点突变造成。若仅是一条染色体上的一个 α 基因缺失或缺陷，则 α 链的合成部分受抑制，称为 α^+ 地中海贫血；若每一条染色体上的 2 个 α 基因均缺失或缺陷，则无 α 链合成，称为 α^0 地中海贫血。

重型 α 地中海贫血是 α^0 地中海贫血的纯合子状态，其 4 个 α 珠蛋白基因均缺失或缺陷，以致完全无 α 链生成，因而含有 α 链的 HbA、HbA2 和 HbF 的合成均减少。患者在胎儿期即发生大量 γ 链合成 γ4(Hb Bart's)。Hb Bart 对氧的亲和力极高，造成组织缺氧而引起胎儿水肿综合征。中间型 α 地中海贫血是 α^0 和 α^+ 地中海贫血的双重杂合子状态，是由 3 个 α 珠蛋白基因缺失或缺陷所造成，患者仅能合成少量 α 链，其多余的 β 链即合成 HbH(β4)。HbH 对氧亲和力较高，又是一种不稳定血红蛋白，容易在红细胞内变性沉淀而形成包涵体，造成红细胞膜僵硬而使红细胞寿命缩短。

轻型 α 地中海贫血是 α^+ 地中海贫血纯合子或 α^0 地中海贫血杂合子状态，它仅有 2 个 α 珠蛋白基因缺失或缺陷，故有相当数量的 α 链合成，病理生理改变轻微。静止型 α 地中海贫血是 α^+ 地中海贫血杂合子状态，它仅有一个 α 基因缺失或缺陷，α 链的合成略为减少，病理生理改变非常轻微。

(二)临床表现和实验室检查

1.β地中海贫血

根据病情轻重的不同,分为以下3型。

(1)重型:又称Coolcy贫血。患儿出生时无症状,至3~12个月开始发病,呈慢性进行性贫血,面色苍白,肝、脾大,发育不良,常有轻度黄疸,症状随年龄增长而日益明显。常需每4周左右输红细胞以纠正严重贫血。若长期中度或以上贫血者,由于骨髓代偿性增生将导致骨骼变大、髓腔增宽,先发生于掌骨,以后为长骨和肋骨;1岁后颅骨改变明显,表现为头颅变大、额部隆起、颧高、鼻梁塌陷,两眼距增宽,形成地中海贫血特殊面容。患儿常并发支气管炎或肺炎。本病如不输红细胞以纠正严重贫血,多于5岁前死亡。若只纠正贫血,不进行铁螯合治疗,易并发含铁血黄素沉着症;过多的铁沉着于心肌和其他脏器如肝、胰腺、脑垂体等而引起该脏器损害,其中最严重的是心力衰竭,它是贫血和铁沉着造成心肌损害的结果,是导致患儿死亡的重要原因之一。

实验室检查:外周血常规呈小细胞低色素性贫血,红细胞大小不等,中央浅染区扩大,出现异形、靶形、碎片红细胞和有核红细胞、点彩红细胞、嗜多染性红细胞、豪-周小体等;网织红细胞正常或增高。骨髓常规呈红细胞系增生明显活跃,以中、晚幼红细胞占多数,成熟红细胞改变与外周血相同。红细胞渗透脆性明显减低。HbF含量明显增高,大多>0.40,这是诊断重型β地中海贫血的重要依据。颅骨X线片可见颅骨内外板变薄,板障增宽,在骨皮质间出现垂直短发样骨刺。

(2)轻型:患者无症状或轻度贫血,脾不大或轻度肿大。病程良好,能存活至老年。本病易被忽略,多在重型患者家族调查时被发现。

实验室检查:成熟红细胞有轻度形态改变,红细胞渗透脆性正常或减低,血红蛋白电泳显示HbA_2含量增高(0.035~0.060),这是本型的特点。HbF含量正常。

(3)中间型:多于幼童期出现症状,其临床表现介于轻型和重型之间,中度贫血,脾轻度或中度肿大,黄疸可有可无,骨骼改变较轻。

实验室检查:外周血常规和骨髓象的改变如重型,红细胞渗透脆性减低,HbF含量为0.40~0.80,HbA_2含量正常或增高。

2.α地中海贫血

(1)静止型:患者无症状。红细胞形态正常,出生时脐带血中Hb Bart含量为0.01~0.02,但3个月后即消失。

（2）轻型：患者无症状。红细胞形态有轻度改变，如大小不等、中央浅染、异形等；红细胞渗透脆性降低；变性珠蛋白小体阳性；HbA_2 和 HbF 含量正常或稍低。患儿脐血 Hb Bart's 含量为 0.034～0.140，于出生后 6 个月时完全消失。

（3）中间型：又称血红蛋白 H 病。患儿出生时无明显症状；婴儿期以后逐渐出现贫血，疲乏无力，肝、脾大，轻度黄疸；年龄较大患者可出现类似重型 β 地中海贫血的特殊面容。合并呼吸道感染或服用氧化性药物、抗疟药物等可诱发急性溶血而加重贫血，甚至发生溶血危象。

实验室检查：外周血常规和骨髓象的改变类似重型 β 地中海贫血；红细胞渗透脆性减低；变性珠蛋白小体阳性；HbA_2 及 HbF 含量正常。出生时血液中含有约 0.25 Hb Bart's 及少量 HbH；随年龄增长，HbH 逐渐取代 Hb Bart，其含量为 0.024～0.44。包涵体生成试验阳性。

（4）重型：又称 Hb Bart 胎儿水肿综合征。胎儿常于 30～40 周时流产、死胎或娩出后半小时内死亡，胎儿呈重度贫血，黄疸，水肿，肝、脾大，腹水，胸腔积液。胎盘巨大且质脆。

实验室检查：外周血成熟红细胞形态改变如重型 β 地中海贫血，有核红细胞和网织红细胞明显增高。血红蛋白中几乎全是 Hb Bart 或同时有少量 HbH，无 HbA、HbA_2 和 HbF。

（三）诊断与鉴别诊断

根据临床特点和实验室检查，结合阳性家族史，一般可做出诊断。有条件时，可做基因诊断。本病须与下列疾病鉴别。

1.缺铁性贫血

轻型地中海贫血的临床表现和红细胞的形态改变与缺铁性贫血有相似之处，故易被误诊。但缺铁性贫血常有缺铁诱因，血清铁蛋白含量减低，骨髓外铁粒幼红细胞减少，红细胞游离原卟啉升高，铁剂治疗有效等可资鉴别。对可疑病例可借助于血红蛋白碱变性试验和血红蛋白电泳。

2.传染性肝炎或肝硬化

因 HbH 病贫血较轻，还伴有肝、脾大，黄疸，少数病例还可有肝功能损害，故易被误诊为黄疸型肝炎或肝硬化。但通过病史询问、家族调查红细胞形态观察以及血红蛋白电泳检查即可鉴别。

（四）治疗

轻型地中海贫血无须特殊治疗。中间型和重型地中海贫血应采取下列一种或数种方法给予治疗。

1.一般治疗

注意休息和营养,积极预防感染。适当补充叶酸和维生素 E。

2.输血和去铁治疗

此法在目前仍是重要治疗方法之一。

(1)红细胞输注:少量输注法仅适用于中间型 α 和 β 地中海贫血,不主张用于重型 β 地中海贫血。对于重型 β 地中海贫血应从早期开始给予适量的红细胞输注,以使患儿生长发育接近正常和防止骨骼病变。其方法是:前 2~4 周分次输注浓缩红细胞,使患儿血红蛋白含量达 120 g/L 左右;然后每隔 4~5 周输注浓缩红细胞 10~15 mL/kg,使血红蛋白含量维持在 90~140 g/L。但本法容易导致含铁血黄素沉着症,故应同时给予铁螯合剂治疗。

(2)铁螯合剂:除铁治疗是改善重型地中海贫血患者生存质量和延长寿命的主要措施。目前临床上使用的药物有去铁胺、去铁酮和去铁斯若。通常在规则输注红细胞 1 年或 10~20 U 后进行铁负荷评估,如有铁过载(SF>1 000 μg/L),则开始应用铁螯合剂。去铁胺 25~40 mg/(kg·d),每晚 1 次皮下注射,或加入等渗葡萄糖液中静脉滴注 8~12 小时;每周 5~7 天,长期应用。去铁胺不良反应不大,偶见过敏反应,长期使用偶可致白内障和长骨发育障碍,剂量过大可引起视力和听觉减退。维生素 C 与去铁胺联合应用可加强其从尿中排铁的作用,剂量为 200 mg/d。

去铁酮(deferiprone,L1)是一种二齿状突起的口服活性铁螯合剂,适用于 6 岁以上的儿童。剂量为每天 75 mg/kg,分三次服。主要不良反应有:关节痛、一过性 ALT 升高、中性粒细胞减少或缺乏,少见的有胃肠道反应和锌缺乏。服药期间定期检测外周血常规。若出现粒细胞减少症应暂停使用,若出现粒细胞缺乏症则应禁用。去铁斯若为一种新型的三价铁螯合剂。适用于 2 岁以上的儿童,每天 1 次,20~30 mg/(kg·d)餐前口服。口服去铁斯若应注意定期检查肾功能,肾功能不全时应慎用。

对于单药去铁疗效不佳的患儿,可两种药物联合应用。目前,临床有循证医学证据的两药联合方案是去铁胺与去铁酮的联合。

3.脾切除

脾切除对血红蛋白 H 病和中间型 β 地中海贫血的疗效较好,对重型 β 地中海贫血效果差。脾切除应在 5 岁以后施行并严格掌握适应证。

4.造血干细胞移植

异基因造血干细胞移植是目前能根治重型 β 地中海贫血的方法。如有

HLA 相配的造血干细胞供者,应作为治疗重型 β 地中海贫血的首选方法。

5.基因活化治疗

基因活化治疗仅适用于 β 地中海贫血。应用化学药物可增加 γ 基因表达或减少 α 基因表达,以改善 β 地中海贫血的症状,已用于临床的药物有羟基脲、5-氮杂胞苷(5-AZC)、阿糖胞苷、白消安、异烟肼等,目前正在探索之中。

(五)预防

开展人群普查和遗传咨询、做好婚前指导以避免地中海贫血基因携带者之间联姻,对预防本病有重要意义。采用基因分析法进行产前诊断,可在妊娠早期对重型 β 和 α 地中海贫血胎儿做出诊断并及时终止妊娠,以避免胎儿水肿综合征的发生和重型 β 地中海贫血患者出生,是目前预防本病行之有效的方法。

第四节　暴发性紫癜

暴发性紫癜(purpura fulminans,PF)又名坏疽性紫癜、坏死性紫癜、出血性紫癜,是儿科危重症,目前病死率仍高达 40%,主要为广泛血管内血栓形成,临床表现酷似弥散性血管内凝血(disseminated intravascular coagulation,DIC)。

一、临床特征

为突然迅速进展的对称性皮肤紫癜,累及全身皮肤,以下肢密集,与其他暴发性皮肤损伤不同的是皮疹可在几小时内由瘀点迅速增大融合为直径为数厘米的瘀斑,基底肿胀坚硬与周围组织分界清楚,颜色由鲜红渐变为暗紫色,坏死后成为黑色焦痂,浆液坏死区发生水疱或血疱,可融合成大疱。发疹的肢体可出现明显肿胀疼痛,主要死亡原因为器官功能衰竭、DIC、肾出血。

本病病因不明,可发生于以下 3 种情况:急性感染引起的急性感染性暴发性紫癜、遗传性或获得性蛋白 C 缺陷或其他凝血障碍所致的凝血障碍性暴发性紫癜,以及原因不明的特发性暴发性紫癜。

二、治疗

目前,治疗主张置重症监护室进行综合治疗,包括抗生素、类固醇激素、液体复苏、儿茶酚胺等的治疗,以及低血钙、低血糖的防治,至于抗凝血酶、蛋白 C、组织纤溶酶原活性因子、血管扩张药的治疗尚有争议。

(1)抗感染治疗。暴发性紫癜的主要病因为细菌感染,以脑膜炎奈瑟菌败血症最为常见,肺炎球菌、A组溶血性链球菌、流感嗜血杆菌、肺炎克雷伯杆菌、金黄色葡萄球菌也可引起。有学者主张在无病原学证据之前,对有感染征象且伴有皮肤瘀斑的患儿,首选第3代头孢菌素或联合使用能覆盖上述主要病原菌的抗生素治疗早期PF,一旦病原菌明确后再重新调整抗生素。研究报道,早期有效使用抗生素可以使PF总体死亡率从70%降至40%。值得注意的是,水痘带状疱疹病毒、EB病毒等病毒感染也可并发暴发性紫癜,对于病毒感染患儿,早期抗病毒治疗有助于疾病康复。

(2)蛋白C或活化蛋白C替代治疗。蛋白C是一种具有抗凝活性的维生素K依赖蛋白酶,近来发现蛋白C(protein C)基因突变,导致血浆蛋白C缺陷或其活性下降,易于发生微血管内血栓形成,与严重感染合并暴发性紫癜密切相关,是患者发生PF的根本原因。因此,提出在抗感染和抗休克的同时,使用外源性蛋白C或活化蛋白C(APC)替代治疗,有助于凝血失衡纠正,可以减轻PF的组织损伤。有学者通过对15例脑膜炎球菌并暴发性紫癜患者研究发现所有患者血浆蛋白C水平明显降低,给予蛋白C替代治疗获得了较好疗效,并且发现蛋白C替代治疗时最小负荷剂量为250 U/kg,每天维持剂量分别为200 U/kg,没有发现任何不良反应。至于蛋白C治疗的最佳时期、最佳给药剂量仍需进一步研究。但也有学者认为蛋白C并不能降低脓毒症性休克的病死率,因此,在使用蛋白C上存在不同看法。此外,单纯同源蛋白C缺陷,新鲜冷冻血浆可以有效替代。

(3)抗凝血酶Ⅲ(AT-Ⅲ)PF时抗凝血酶Ⅲ减少,予抗凝血酶Ⅲ替代治疗,可促其恢复正常,改善DIC,且可促进脑膜炎球菌PF血浆蛋白C水平升高。另有研究发现所有脑膜炎球菌并暴发性紫癜患者抗凝血酶水平明显降低,给予抗凝血酶替代治疗获得了较好疗效,并且发现AT替代治疗时最小负荷剂量为150 U/kg,每天维持剂量分别为150 U/kg,安全有效。

(4)重组组织纤溶酶原活性因子(rt-PA)PF时,纤溶酶原活性抑制因子浓度增加,纤维蛋白沉积,血管内血栓形成,多器官功能衰竭,rt-PA有助于溶解血栓、改善外周灌注,半衰期5分钟,剂量为每小时0.25～0.5 mg/kg,重复使用,对脑膜炎奈瑟菌PF治疗有助。但Zenz W等通过对62例需要截肢或伴有顽固性休克的PF患儿使用rt-PA研究发现,其中5例患儿并发颅内出血,因缺乏对照,使用rt-PA是否引起出血尚不能确定。

(5)肝素:对处于高凝状态的患儿,肝素与抗凝血酶Ⅲ结合抑制血栓形成,减轻皮肤坏死,早期可持续滴注肝素100～200 U/(kg·d)或低分子肝素75 U/(kg·d),同时输注新鲜冷冻血浆和抗凝血酶Ⅲ,使用时须注意肝素耐受、停后反复、血小板减少和出血的发生。但也有学者认为其并无肯定疗效。

（6）Drotrecogin-α：具有抗凝、抗感染活性，研究发现中心静脉持续给药每小时 24 μg/kg，持续 96 小时，可使蛋白 C 活性增加，凝血功能改善，使用安全，并且发现血小板小于 $30×10^9/L$ 并非绝对禁忌。

（7）外科治疗：部分 PF 患儿经内科抢救存活后，虽然生命体征基本稳定，但约 90％患儿全层皮肤软组织坏死，有时可深达肌肉、骨骼，治愈后残留瘢痕，需要外科进一步处理，包括筋膜切开术、截肢术、皮肤移植术。外科治疗分为两期，一期清创、植皮、截肢；一期松解肌肉挛缩、治疗残肢溃疡，及时外科清创、截肢对降低死亡率起关键作用。PF 时，肢体肿胀，可引起筋膜腔综合征，并发横纹肌溶解使器官功能恶化，故所有患儿都要监测筋膜腔压力。当筋膜腔压力大于30 mmHg 时，立即实行筋膜切开术，尽早实施筋膜切开术，可能减轻软组织坏死的深度，减少截肢。此外，对有遗传性 PC 基因突变的患儿，在手术、外伤、感染时可及时给予 PC 或 APC 制剂，以预防 PF 的发生。

总之，目前暴发性紫癜的治疗是包括原发疾病在内的一系列综合治疗，其中支持治疗、有效的血液成分（包括新鲜冷冻血浆及凝血因子）、抗感染仍是主要的治疗手段，抗凝血酶Ⅲ缺陷时给予抗凝血酶Ⅲ替代治疗。鉴于血栓和出血这一矛盾，抗凝剂的使用仍有争议，且剂量必须个体化。容量负荷过重时可考虑采用血浆去除术，难治病例可试用甲泼尼松龙冲击或免疫抑制剂环磷酰胺治疗。随着继发感染的控制、支持治疗，以及其他治疗方法的应用，原发性 PF 病死率明显降低；感染合并暴发性紫癜，液体复苏、抗生素及血管活性药应用非常重要，纠正酸碱失衡、电解质紊乱、早期给氧、机械通气有助于疾病康复。

第五节　肿瘤溶解综合征

肿瘤溶解综合征（tumor lysis syndrome，TLS）是指肿瘤细胞短期内大量溶解，释放细胞内代谢产物，引起以高血钾、高血磷、高尿酸血症、低血钙和急性肾衰竭为主要表现的一组临床综合征。多由化疗诱发引起，但也可自发产生，严重者可致患者死亡，但若能早期预防、早期发现和早期治疗，可有效避免严重并发症的发生。TLS 发病率为 1.1％～6％，病死率有时高达 36％，尽管采取一些预防和治疗措施，仍有 25％的患者在化疗期间发生急性肾衰竭。

一、病因与发病机制

近年来,专家对 TLS 发病机制进行了大量研究,认为主要是由于大量细胞破坏,细胞内离子及代谢产物进入血液,导致代谢异常及电解质紊乱所造成。

(一)细胞凋亡

临床上治疗恶性肿瘤的基本策略是杀灭恶性增生的肿瘤细胞,如常规细胞毒化疗和诱导细胞分化治疗。肿瘤细胞的死亡包括细胞凋亡和细胞坏死。细胞凋亡也称程序化细胞死亡,是多细胞生物体重要的自稳机制之一。它通过主动清除多余的、特异性或分化能力与机体不相适应的以及已经衰老的无功能细胞,在胚胎发育造型、细胞数量的精细调控以及清除潜在的危险细胞等方面发挥其特有的功能。目前大多数化疗药物是通过诱导细胞凋亡而清除肿瘤细胞的,常用的化疗药物如烷化剂、蒽环类、抗代谢类以及激素类等都引起细胞凋亡。当肿瘤细胞高度敏感或药物浓度超过一定程度时,就会引起大量细胞坏死,其代谢产物和细胞内有机物质进入血液,引起显著代谢和电解质紊乱,尿酸、磷酸盐、戊糖和氨基丁酸在血液中浓度急剧增高。另外,大量细胞崩解,细胞内的钾大量释放进入血液中,引起血钾增高,严重的病例还会引起肾功能不全,最终导致 TLS 的发生。

(二)高尿酸血症

体内尿酸有两个来源,最主要是从核酸和氨基酸分解而来,其次是从食物中分解而来。化疗后,大量肿瘤细胞溶解,核酸分解而使尿酸生成大大增多。体内尿酸大部分是以游离尿酸盐形式随尿排出,其等电点为 5.14,达等电点时尿酸几乎以游离形式存在,而在肾小管尤其是集合管腔内 pH 接近 5.10,肾排泄尿酸有赖于肾小管过滤,近曲小管分泌和重吸收,排出量与尿酸在尿中的溶解度有直接关系。当肾脏不能清除过多尿酸,尤其是尿 pH 低时,尿酸则以尿酸结晶的形式存在而很少溶解。尿酸结晶在肾远曲小管、肾集合管、肾盂、肾盏及输尿管迅速沉积,或形成尿酸盐结石,导致严重尿路堵塞而致急性肾功能不全。表现为少尿、无尿及迅速发展为氮质血症,如不及时处理,病情恶化可危及生命。

(三)高钾、高磷、低钙血症

化疗后细胞迅速溶解,大量细胞内钾离子释放进入血液,导致高钾血症。另外,TLS 发生代谢性酸中毒,使 K^+-H^+ 交换增加,未裂解的细胞中钾离子大量进入细胞外,以及肾功能不全使钾排出减少均可导致高钾血症。肿瘤细胞溶解,大量无机盐释放入血可导致高磷血症。因血中钙、磷乘积是一个常数,血磷增高多伴有低钙血症。因此,高磷酸血症及低钙血症也较常见,高磷酸血症与高尿酸血症症状相似。

(四)代谢性酸中毒

TLS 常伴有代谢性酸中毒,其机制是:①肿瘤负荷增加、氧消耗增加、肿瘤患者血黏度增高,微循环障碍,组织灌流不畅,而形成低氧血症,使糖代谢中间产物不能进入三羧酸循环被氧化,停滞在丙酮酸阶段并转化为乳酸。②高热、严重感染可因分解代谢亢进而产生过多的酸性物质。③肿瘤细胞的溶解,释放出大量磷酸,加之排泄受阻,从而使机体内非挥发性酸增多。④肾功能不全时,肾脏排出磷酸盐、乙酰乙酸等非挥发性酸能力不足而在体内潴留,肾小管 H^+ 分泌和合成氨的能力下降,重吸收减少。以上原因均可导致代谢性酸中毒。

(五)急性肾功能不全

肾功能不全是 TLS 最严重的并发症,并且是导致死亡的主要原因。发生肾功能不全可能与血容量减少以及尿酸结晶或磷酸钙沉积堵塞肾小管导致肾功能急性损害有关,但引起肾血流量减少的原因不明。恶性肿瘤患者血容量减少的原因主要与患者的消化道症状有关,而且放疗或化疗期间,消化功能进一步紊乱,如恶心、呕吐、食欲下降,经口摄入量减少,血容量减少,有效循环血量随之减少而引起肾脏缺血,肾血灌注量减少,肾小球滤过率降低,引起少尿、无尿,肌酐、尿素氮升高。

二、高危因素

(一)疾病类型

TLS 主要发生于肿瘤细胞生长旺盛的疾病类型中,在儿童以淋巴系统恶性疾病为多见,如急性淋巴细胞白血病(ALL)和非霍奇金淋巴瘤(NHL),尤其是 T 系 ALL 和 Burkitt-NHL 更常见。

(二)肿瘤负荷

肿瘤负荷大是 TLS 发生的最高危因素:一般认为具有高白细胞数或肿瘤体积大或广泛转移的患者是发生 TLS 的高危人群。LDH 作为反映肿瘤负荷的一项重要指标也受到了重视,它的标准尚不统一,国内多以 $>1\,500$ U/L(正常值 $190\sim310$ U/L)为高危因素。

(三)肾功能状态

既往的肾衰竭往往能促使 TLS 发生并产生严重后果,它多由肿瘤肾脏浸润引起,在 BFM 协作组的统计中,68%的 TLS 患者既往有肾衰竭的病史。

(四)化学治疗药物类型

TLS 多发生于联合用药,也可由单药引起。是否发生取决于肿瘤对药物的敏感性,随着治疗技术的改进,任何对肿瘤细胞具有强大杀伤功能的药物(如CTX、激素等)和治疗技术(如放疗,甚至某些靶向治疗等)均可引起 TLS。

三、临床表现

(一)发生时间

一般来说,TLS 易发生于肿瘤负荷重,肿瘤细胞增殖能力强,对化疗及放疗敏感的患者,存在酸性尿、脱水、血尿酸和 LDH 增高以及肾功能不全等因素,常发生于化、放疗早期,多数在化疗后 1～7 天,也有报道在化疗 11 天后发生的。

(二)高尿酸血症和高钾血症

高尿酸血症为 TLS 的特征性表现,几乎所有的患者均有高尿酸血症。高钾血症较为常见,血钾＞6.0 mmol/L 时可出现严重心律失常。人体中 98％的钾存在于细胞内,因而肿瘤细胞溶解将产生大量钾离子,肾衰竭加重高钾血症,严重时引起室性心律失常及心搏骤停,EKG 特征性表现为 QRS 波增宽和 T 波高耸。

(三)高磷血症和低钙血症

血中钙、磷乘积为一常数,血磷增加的同时常有低钙血症。低钙血症可致心肌收缩功能降低,神经肌肉兴奋性增高。而血磷明显增高时磷酸钙会沉淀在肾小管内,诱发加重肾衰竭。

(四)尿酸性肾病伴氮质血症和急性肾衰竭

淋巴系统恶性肿瘤患者,化疗后肾脏不能清除过多的尿酸时,尿酸在酸性环境下可在肾小管形成结晶,损坏肾小管高磷血症时磷酸盐结晶亦会沉淀于肾小管,引起肾组织损伤,从而导致氮质血症和肾功能不全,严重时出现少尿或无尿,发生急性肾衰竭。此外,淋巴系统肿瘤(如 ALL 的肿瘤细胞)极易浸润肾脏,引起间质性肾病,增加了肾衰竭发生的危险。

四、诊断

TLS 一般发生于化疗后第 1～7 天,自发性 TLS 可发生于化疗前。目前诊断标准尚没有规范,部分学者建议:任何恶性肿瘤患者,尤其是淋巴系统恶性肿瘤且高肿瘤负荷者,在治疗期间有下列 2 项异常,即血尿酸、钾、磷、尿素氮较化疗前增高 25％,血钙降低 25％,可作为 TLS 诊断的实验室依据。除此之外,出现血钾＞6 mmol/L 或者血钙＜1.5 mmol/L,血清肌酐＞221 μmol/L 和急性肾衰竭,有致死性心律失常或突然死亡均可作为 TLS 诊断的参考指标。

五、预防

(一)水化

给予恰当的静脉补液可增加肾小球滤过率,防止尿酸等结晶的沉积。注意避免液体过量,并使液体均匀滴入,必要时加强利尿。建议开始治疗前24～48小时或治疗完成后48～72小时应用低渗盐水或等渗盐水3 000 mL/(m² · d),液体原则上不加入钾离子。输液量和速度应根据每个患者的情况而定,必要时适当使用静脉利尿剂,保持尿量不应少于1 500 mL/d并纠正高磷低钙血症等电解质紊乱和保持酸碱平衡。

(二)碱化

大量输液可冲洗沉积在输尿管、集合管、肾盂或泌尿道中的尿酸盐及磷酸钙结晶,同时可用NaHCO₃使尿液碱化,pH保持在7.0左右。防止尿酸盐结晶引起肾脏的损坏。但是,碱性尿易使钙、磷沉积而从另一方面损害肾脏,因此是否需要碱化尿液目前已受到了部分学者的质疑。研究显示在预防尿酸性肾病中起主导作用的是水化,因而认为碱化可能不是必需的。

(三)别嘌呤醇

别嘌呤醇是次黄嘌呤的类似物,竞争性抑制黄嘌呤氧化酶,后者催化核酸嘌呤降解物次黄嘌呤和黄嘌呤形成尿酸。目前有口服的别嘌呤醇200～300 mg/(m² · d)及静脉注射用别嘌呤醇制剂40～150 mg/m²,每8小时一次,其作用时间为18～30小时。肾功能受损时,应适当减少其用量,但别嘌呤醇不能降低已存在的高尿酸血症。

(四)尿酸氧化酶

尿酸氧化酶可使尿酸氧化成尿囊素,后者的溶解度是尿酸的5～10倍。在美国和欧洲,该种药物已有替代别嘌呤醇的趋势,它不仅可以预防高尿酸血症,还可用于治疗尿酸性肾病。尿酸氧化酶最初是由真菌中提取出来的,由于过敏问题,目前临床应用的多为人工重组蛋白制品。其禁忌证是G-6-PD缺乏症,原因是在尿酸形成尿囊素过程中产生H₂O₂,后者使G-6-PD缺乏症患者发生溶血。但该药目前国内无上市产品。

(五)合理用药

注意肿瘤的化疗方式,尤其是高负荷淋巴系恶性肿瘤先从低强度化疗开始,如先用长春新碱和糖皮质激素,急性早幼粒细胞白血病患者先用维A酸或砷剂诱导分化,以减慢肿瘤细胞溶解速度。注意慎用肾毒性药物,慎用造影剂。

六、监测

(一)肿瘤状态

根据白细胞计数、肿瘤大小、分期、LDH 等肿瘤负荷情况,化疗前肾功能状态,以及所应用化疗的强度,评估患儿发生 TLS 的危险度。

(二)临床表现

少尿是比较特征性的表现,也是 TLS 的促发因素。除此之外,早期通常少有特异性的临床症状,晚期可出现高钾血症、肾衰竭或低钙血症的相应症状。非特异症状是恶心、呕吐,其他如胸闷、乏力、腹痛等也较多见。

(三)实验室指标

相对于临床症状的缺乏,TLS 早期即可有实验室指标,如血钾、血尿酸、血磷、血钙等特征性变化,因而密切监测这些指标具有重要意义。

七、治疗

(一)高钾治疗

1.葡萄糖酸钙

葡萄糖酸钙可拮抗钾对心肌的毒性,一般用 10%葡萄糖酸钙 10～20 mL 或 2 mL/kg加入等量 5%葡萄糖溶液中静脉点滴,5 分钟开始起效,可持续 1～2 小时。

2.高渗葡萄糖和胰岛素

高渗葡萄糖和胰岛素可以促使钾离子进入细胞内,一般 4 g 糖:1 U 胰岛素,15 分钟起效,可持续 12 小时。

3.纠正酸中毒

5%碳酸氢钠 3～5 mL/(kg·次),加入等量 5%葡萄糖溶液中静脉滴注,15 分钟后若不纠正,可重复使用。

(二)高磷血症和低钙血症治疗

氢氧化铝凝胶可抑制肠道吸收磷而逐渐降低血磷,治疗高磷血症有助于纠正相关的低钙血症。学者们认为无症状的低钙血症一般无须补钙,因为这可能加重钙、磷沉积造成肾功能损害,仅在出现低钙症状时补充。

(三)急性肾衰竭治疗

1.支持治疗

支持治疗包括调节水、电解质平衡和应用利尿剂使代谢产物排出。

2.透析治疗

如若出现:①明显少尿、无尿,利尿剂无法纠正的;②肾功能进行性恶化,

BUN$>$28.56 mmol/L,Cr$>$530.4 μmol/L,持续高尿酸血症,血尿酸$>$600 μmol/L；③血钾$>$6.5 mmol/L 或心电图有高钾表现；④血磷迅速升高或严重低钙；⑤明显的水钠潴留。通常认为血液透析优于腹膜透析,因为它清除率快且更有效,为急症首选。血液透析的不良反应是感染和出血。目前有研究应用持续性血液滤过作为高危患者的预防手段,收到良好疗效。

八、预后

TLS 准确的病死率目前并无报道,死亡的原因主要如下。①急性肾功能不全：一旦发生,死亡率极高,需通过积极透析治疗才有可能挽救生命。②高钾血症：是死亡的重要因素之一,可导致严重心律失常、心搏骤停。③严重感染的发生常伴有全血细胞减少：常发生于广泛转移的实体瘤如乳腺癌等患者,化疗后发生,全身肿瘤明显消退,但最后死于与粒细胞缺乏相关的重症感染。因此,患者伴有感染时,应加强支持治疗,必要时使用造血生长因子。尽管 TLS 可导致患者死亡,如救治及时,患者预后良好。因为 TLS 的发生提示肿瘤对化疗高度敏感,原有的肿块、淋巴结及肝脾大明显缩小,外周血及骨髓中幼稚细胞比例下降,患者常在短时间内达到完全缓解。晚期肿瘤发生后死亡,尸检证实体内肿瘤广泛坏死。

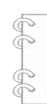

第六章 内分泌疾病

第一节 糖 尿 病

一、概述

糖尿病(diabetes mellitus,DM)是一种常见的、慢性的代谢综合征,其基本的生化特点是高血糖,并由于胰岛素绝对或者相对缺乏而造成糖、脂肪及蛋白质代谢紊乱。儿童原发性糖尿病主要分为三大类:①1 型糖尿病由胰岛 β 细胞破坏、胰岛素分泌绝对缺乏所造成,必须使用胰岛素治疗,故又称胰岛素依赖型糖尿病(IDDM),95％儿童期糖尿病属此类型;②2 型糖尿病肌肉、肝脏和脂肪组织的胰岛素抵抗为主,伴胰岛 β 细胞分泌胰岛素不足或相对缺乏,亦称非胰岛素依赖型糖尿病(NIDDM),在儿童期发病者较少,但由于我国近年来发生的儿童肥胖症明显增多,发病率有增加趋势;③其他特殊类型糖尿病:如青少年早发的2 型糖尿病(maturity-onset type diabetes of the young,MODY),包括 HNF-1α、葡萄糖激酶及 HNF-4α 等基因缺陷,这是一类常染色体显性的单基因遗传病,属非胰岛素依赖型糖尿病,儿童极为罕见,还有线粒体糖尿病等。本章主要叙述儿童期 1 型糖尿病。

二、流行病学

世界各国、各地区儿童糖尿病发病率不同。根据 WHO 对 1990—1994 年全球 15 岁以下儿童 1 型糖尿病调查做的回顾总结,发病率最高的地区为芬兰和意大利,这 2 个地区的发病率为 36/10 万。芬兰 1982—1992 年为 35.0/10 万,1996 年达 40/10 万。日本为 1.9/10 万(1985—1989),新加坡为 2.46/10 万(1992—1994),我国台湾地区为 1.5/10 万(1984—1989),我国香港地区为 2.0/10 万。我国 22 个地区 15 岁以下儿童糖尿病平均发病率为 0.56/10 万,其中北京

0.90/10万,上海0.83/10万(1989—1993)。我国发病率最高为湖北武汉 4.6/10 万,最低为贵州遵义0.12/10万。随着社会经济的发展,儿童时期的糖尿病与成年人一样,有逐年升高趋势。

三、病因机制和病理生理

(一)病因机制

(1)流行病学调查提示,糖尿病的发生与种族、地理环境、生活方式、饮食及感染等有关。儿童糖尿病在各年龄均可发病,但以 5～7 岁和 10～13 岁两组年龄多见,婴幼儿糖尿病较少。患病率男女无性别差异。秋冬季节相对高发。随着经济发展和生活方式的改变,儿童糖尿病亦有逐年增高的趋势。

(2)自身免疫。环境因素有病毒感染:Coxsackie B 组病毒、EB 病毒及腮腺炎病毒等;牛乳蛋白:过早、过多地摄入牛乳制品,其中酪蛋白作为抗原,触发糖尿病发生。牛乳中牛胰岛素可能引起破坏人 β 细胞功能的免疫反应。自身抗原有谷氨酸脱羧酶(GAD)、胰岛素、胰岛抗原及胰岛细胞抗原,产生相应的自身抗体如 GAD 抗体、胰岛细胞抗体(ICA)和胰岛素自身抗体(IAA)等。

(3)遗传易感:遗传因素在 1 型糖尿病的发病过程中起着重要的作用。目前已知该病为多基因遗传病,有多个基因与糖尿病的遗传易感性有关。目前研究最多的是 1 型糖尿病与人类白细胞抗原(HLA)D 区的 Ⅱ 类抗原基因,后者位于第 6 号染色体短臂(6p21.3)。人群调查发现 1 型糖尿病的发病与 HLA Ⅱ 类抗原 DR_3、DR_4 有关,单卵双胎先后发生糖尿病的一致性为 $35\%～50\%$,如同时有 HLA-DR_3/DR_4 者发生糖尿病一致性为 70%。近年研究发现,HLA-DQα 链第 52 位精氨酸及 DQβ 链第 57 位非门冬氨酸等位基因为 1 型糖尿病易感性基因;HLA-DQα 链第 52 位非精氨酸及 DQβ 链第 57 位门冬氨酸等为糖尿病保护基因。因此 HLA-Ⅱ类分子 DR-DQα1-DQβ1 的结构是影响 1 型糖尿病的易感性和保护性的主要因素。

(二)病理生理

糖尿病患儿由于胰岛素分泌不足或缺如,使葡萄糖的利用(进入细胞)量减少,而增高的胰高血糖素、生长激素和皮质醇等却又促进肝糖原分解和葡萄糖异生,脂肪和蛋白质分解加速,造成血糖增高和细胞外液渗透压增高、细胞内液向细胞外转移。当血糖浓度超过肾阈值时,即产生糖尿。自尿液排出的葡萄糖量可达 200～300 g/d,导致渗透性利尿,临床出现多尿症状,每天丢失大量的水分和电解质,因而造成严重的电解质失衡和慢性脱水。由于机体的代偿作用,患儿渴感增加,饮水增多;又因为组织不能利用葡萄糖,能量不足而产生饥饿感,引起多食。胰岛素不足和胰岛素拮抗激素,如胰高糖素、肾上腺素、皮质醇及生长激素的增高,促进了脂肪分解,血中脂肪酸增高,肌肉和胰岛素依赖性组织即利用这类游离脂肪酸供能以弥补细胞内葡萄糖不足,而过多的游离脂肪酸在进入肝脏后则在胰高糖素等生酮激素作用下加速氧化,导致乙酰乙酸、β-羟丁酸等酮体累积在各种体液中,形成酮症酸中毒。血渗透压升高、水和电解质紊乱以及酮症酸中毒等代谢失常的发生,最终都造成中枢神经系统的损伤,甚至导致意识障碍或昏迷。

四、临床表现

胰岛细胞破坏 90% 左右可出现糖尿病临床症状。各年龄均可发病,小至新生儿糖尿病,但以 5～7 岁和 10～13 岁两组年龄多见,患病率男女无性别差异。

1 型糖尿病起病多数较急骤,几天内可突然表现为多饮、多尿,每天饮水量和尿量可达 3～5 L,易饿多食,但体重下降,称为“三多一少”。部分患儿因感染、饮食不当或情绪波动诱发而起病。

婴幼儿多饮多尿不易发现,有相当多的患者常以急性酮症酸中毒为首发症状,表现为胃纳减退、恶心、呕吐、腹痛、关节肌肉疼痛、呼吸深快、呼气中带有酮味、神志萎靡、嗜睡、反应迟钝,严重者可出现昏迷。

学龄儿童亦有因夜间遗尿而就诊者。在病史较长的年长儿中,消瘦、精神不振及倦怠乏力等体质显著下降颇为突出。除消瘦外,一般无阳性体征发现。

五、实验室检查

(1)血糖增高,空腹血糖＞7.0 mmol/L,随机血糖≥11.1 mmol/L。

(2)糖化血红蛋白(HbA1c)是血中葡萄糖与血红蛋白非酶性结合而产生,其寿命周期与红细胞相同,反映过去 3 个月的血糖平均水平。测定治疗前的糖化血红蛋白(HbA1c)以估计高血糖的持续时间,这有利于进行治疗前后的对照以判断疗效,正常人＜6%,未治疗患者常大于正常的 2 倍以上。若糖尿病患者血糖控制水平＜8.3 mmol/L 时,HbA1c 常＜7%,为最理想的控制水平。若HbA1c＞9%,发生糖尿病微血管并发症的危险性明显增加。

(3)血电解质:酮症酸中毒时血电解质紊乱,应测血 Na、K、Cl、CO_2 CP、血pH 值及血浆渗透压。

(4)血脂:代谢紊乱期血清胆固醇及甘油三酯均明显增高。

(5)尿液检测:尿糖增高及尿酮体阳性。

(6)葡萄糖耐量试验(OGTT)1 型糖尿病一般无须要做 OGTT,仅用于无明显症状、尿糖偶尔阳性而血糖正常或稍增高的患儿。通常采用口服葡萄糖法。试验当日禁食,于清晨按 1.75 g/kg 口服葡萄糖(最大量不超过 75 g),3～5 分钟服完;在口服 0、120 分钟分别采血测血糖浓度。

(7)抗体测定检测抗体 GAD、IAA、IA2 和 ICA,主要用于 1 型糖尿病诊断和鉴别诊断。

六、诊断和鉴别诊断

(一)诊断

1 型糖尿病的诊断根据脱水、体重不增、多饮多尿、高血糖、糖尿和酮尿便能迅速判定。糖尿病诊断标准如下:①空腹血糖≥7.0 mmol/L(≥126 mg/dL);②随机血糖≥11.1 mmol/L(≥200 mg/dL);③OGTT 2 小时血糖≥11.1 mmol/L(≥200 mg/dL)。

凡符合上述任何一条即可诊断为糖尿病。儿童 1 型糖尿病一旦出现临床症状、尿糖阳性、空腹血糖达 7.0 mmol/L 以上和随机血糖在 11.1 mmol/L 以上,无须做糖耐量试验就能确诊。

若 OGTT 后 2 小时血糖 7.8～11.1 mmol/L,为糖耐量减低。空腹血糖 6.1～7.0 mmol/L 为空腹血糖损害(IFG)。

糖耐量损害是指处于正常体内稳态葡萄糖与糖尿病之间的代谢阶段。空腹葡萄糖浓度超过正常值的上限,则当静脉给予葡萄糖时发生急性胰岛素分泌反应丧失以及发生微血管和大血管并发症的危险性进行性增大。许多存在糖耐量损害的个体,其日常生活中的血糖是正常的,而且糖化血红蛋白水平也可能正常或接近正常,仅当进行标准的口服葡萄糖耐量试验时才表现出高血糖。

(二)鉴别诊断

1.儿童 2 型糖尿病

胰岛素抵抗为主伴胰岛素相对分泌不足,或胰岛素分泌不足伴或不伴胰岛素抵抗,属多基因遗传,近年来发病率有增高趋势。肥胖、高胰岛素血症(黑棘皮病)及家族 2 型糖尿病史是导致儿童发生该型糖尿病的高危因素。约 1/3 患儿无临床症状,有时因肥胖就诊,给予糖耐量试验后才发现。一般无酮症酸中毒,但在应激情况下也会发生。血 C 肽水平正常或增高,各种自身抗体 ICA、IAA 及 GAD 均阴性。饮食控制、锻炼或口服降糖药治疗有效。

2.青少年型糖尿病(MODY)

为单基因遗传的常染色体显性遗传病,是一种特殊类型的非胰岛素依赖性糖尿病。临床特征是发病年龄<25 岁,有三代以上家族糖尿病史,起病后几年

内无须胰岛素治疗。至今发现 MODY 有 5 种类型及其相关基因,治疗同 2 型糖尿病。

3.肾性糖尿病

无糖尿病症状,多在体检或者做尿常规检查时发现,血糖正常、胰岛素分泌正常,也可见于范可尼综合征及近端肾小管功能障碍时。

4.假性高血糖

短期大量食入或者输入葡萄糖液,可使尿糖暂时阳性,血糖升高。另外,在应急状态时血糖也可一过性升高,需注意鉴别。

七、治疗

儿童糖尿病强调综合治疗,应加强对患者或者家庭的健康教育,使患儿能长期维持血糖接近正常水平,保证儿童获得正常的生活和活动。治疗目的是:①消除糖尿病症状;②避免或减少酮症酸中毒及低血糖产生;③维持儿童正常生长和性发育;④解除患儿的心理障碍;⑤防止中晚期并发症出现。

(一)胰岛素替代治疗

(1)胰岛素制剂和作用:目前所用的胰岛素主要为基因重组技术合成人胰岛素。从作用时间上分为短效、中效和长效 3 类。短、中效配合使用,每天 2 次注射方案在国内外均较普遍。各类制剂作用时间。

(2)新诊患儿的初始治疗:开始胰岛素治疗应选用短效胰岛素(RI),初始剂量应根据患儿体重计算,每天 $0.5\sim1.0$ U/kg,分 4 次于早、中、晚餐前 30 分钟皮下注射,临睡前再注射一次。每天胰岛素总量的分配:早餐前 $30\%\sim40\%$、中餐前 $20\%\sim30\%$、晚餐前 30% 以及临睡前 10%。以后可过渡到短、中效胰岛素配合使用。

(3)胰岛素的调节:一般当饮食和运动量固定时血糖是调节胰岛素的根据。用 RI 时应根据每餐后及下一餐前的血糖调节次日该餐前的胰岛素剂量。每次增加或减少胰岛素的剂量不宜过大,以 $1\sim2$ U 为宜。在非危重状态下每 $2\sim3$ 天调整一次。

(4)胰岛素的注射方式有较多选择,如注射针、注射笔、无针喷射装置及胰岛素泵等。目前,已经有较多青少年 1 型糖尿病患者采用胰岛素泵持续皮下输注胰岛素(CSII)疗法,用此法与传统的胰岛素注射方案比较,可以增加患者吃主餐和点心的时间灵活性,可以改善代谢,减少严重低血糖的危险。$7\sim10$ 岁糖尿患儿使用 CSII 能够改善代谢,CSII 在低龄患儿也取得了好的疗效。但也有人认为仅在 39% 的患者中显示代谢控制的改善。血糖控制的程度主要取决于患者遵循糖尿病自我监测的严格性,而与使用的胰岛素种类无关。大多数运用胰岛素泵治疗的患者都能减少低血糖频度和影响严重低血糖发作的疗效。CSII 不会发生体重异常增加。

(5)胰岛素治疗的并发症有低血糖,应及时加餐或饮含糖饮料。慢性胰岛素过量是指胰岛素(尤其是晚餐前中效胰岛素)慢性过量,凌晨 2～3 时易发生低血糖,低血糖又引发反调节激素分泌增高,清晨出现高血糖,即低-高血糖反应。如清晨尿糖阴性或弱阳性,而尿酮体阳性,则提示夜间低血糖,应检测早晨 2～3 时的血糖,并减少晚餐前或睡前胰岛素用量。

(二)营养管理

营养管理的目的是使血糖能控制在要求达到的范围内,既要保证儿童正常生长,又避免肥胖,营养师应定期进行营养评估和指导。患者的饮食应基于个人口味和嗜好,且必须与胰岛素治疗同步进行。

1.需要量

需要量应满足儿童年龄、生长发育和日常生活的需要。每天总热量 kcal(千卡)＝1 000＋[年龄×70～100]。

2.食物的成分

糖类占 50%～55%,蛋白质占 10%～15%,脂肪占 30%。碳水化合物成分应主要来自淀粉类,高纤维成分的食品有利于促进血糖控制,使食物的消化和吸收时间延长,血糖水平上升较慢。要限制食用蔗糖及精制糖,包括碳酸饮料,防止糖类吸收过快引起血糖的大幅波动。脂肪摄入应减少动物源性的食物脂肪,增加不饱和脂肪的植物油,不饱和脂肪与饱和脂肪的比例为 1.2：1.0。蛋白质宜选动物蛋白,多吃瘦肉和鱼,限制摄入蛋黄数。

3.热量分配

全日热量分三大餐和三次点心,早餐为总热量的 2/10,午餐和晚餐各 3/10,上午和下午的餐间点心各 0.5/10,睡前点心为 1/10。大龄儿童可省略上午点心,而把这部分的热量加在午餐里。应强调根据患者的生活方式制订食谱,注重现实可行,鼓励父母或家庭的积极配合,使患者有较好的依从性。

(三)运动治疗

运动对糖尿病患儿至关重要,是儿童正常生长发育所必需的生活内容,不要限制糖尿病患儿参加任何形式的锻炼,包括竞技运动。如果运动不引起低血糖,则不必调节饮食和胰岛素,运动可使肌肉对葡萄糖利用增加,血糖的调节得以改善。糖尿病患儿应每天安排适当的运动,尤其是大运动量时应注意进食,防止发生低血糖。运动应在血糖控制良好后才开始,并坚持每天固定时间运动,有利于热量摄入量和胰岛素用量的调节。

(四)糖尿病酮症酸中毒(DKA)

糖尿病酮症酸中毒是由于胰岛素缺乏或胰岛素效能不足引起的代谢异常的最终后果,胰岛素效能不足是指应激时拮抗激素阻断胰岛素的作用。20%～40%的新患者以及老患者漏打胰岛素或未能控制并发症时可发生 DKA。临床症状取决于酮症酸中毒的程度,有大量酮尿、血离子间隙增加、HCO_3^- 和 pH 值下降,血清渗透压增高则提示高渗性脱水。DKA 是糖尿病最常见的死亡原因,大多是由于脑水肿的原因,治疗包括以下几点。

1.纠正脱水、酸中毒及电解质紊乱

按中度脱水计算输液量(80～100 mL/kg),再加继续丢失量后为 24 小时的总液量,开始先给生理盐水 20 mL/kg,脱水严重时可再加入 20 mL/kg,以后根据血钠决定给半张或 1/3 张不含糖的液体。前 8 小时输入总液量的 1/2,余量在后 16 小时输入。输入液体应遵循先快后慢,先浓后淡的原则进行。见排尿后即加入氯化钾 3～6 mmol/kg,只有当血 pH<7.2 时才用 SB 纠正酸中毒。

$$HCO_3 的补充量 = (15 - 所测 HCO_3^-) \times 体重(kg) \times 0.6$$

通常先给计算量的一半,再测血 pH>7.2 时则不再需碱性液。

2.胰岛素应用

采用小剂量胰岛素持续静脉输入,儿童胰岛素用量为 0.1 U/(kg·h),加入生理盐水中输入,要检测血糖,防止血糖下降过快。

3.监测

每小时监测血糖 1 次,每 2～4 小时重复一次电解质、血糖、尿糖及血气分析,直至酸中毒纠正。血清渗透压下降过快有脑水肿的危险。

(五)糖尿病的教育和监控

糖尿病的治疗不仅是使用和调整胰岛素,而且包括对患者及其家人的教育。由于糖尿病是慢性终身性疾病,因此对本病的管理和监控非常重要。应做到及时联络和定期随访。

1.血糖测定

由于血糖是调节胰岛素用量的根据,故每天应常规四次测量血糖(三餐前及临睡前),每周测一次凌晨 2～3 时的血糖。血糖应控制在餐前 4.4～6.7 mmol/L(80～120 mg/L)、餐后血糖<8.3～10 mmol/L(150～180 mg/L),每天平均血糖应<8.3 mmol/L(150 mg/L)为理想,微血管并发症的发生可以

明显减少。

2.糖化血红蛋白(HbA1c)测定

患者应每 3~4 个月检测一次。糖尿病患者 HbA1c＜7％为控制理想，＞9％控制不当，超过 11％则表示控制差。

3.尿微量清蛋白排泄率测定

患者一般每年检测 1~2 次，以监测早期糖尿病肾病的发生。同时严密观察血压，若发生高血压应治疗。

第二节　先天性甲状腺功能减退症

先天性甲状腺功能减退症(congenital hypothyroidism，HT)因甲状腺激素产生不足或其受体缺陷所致的先天性疾病。如果出生后未及时治疗，将导致生长迟缓和智力低下。

一、病理生理和发病机制

(一)甲状腺的胚胎发育

在妊娠第 3 周，妊娠第 5 周甲状舌导管萎缩，甲状腺移行，第 7 周移至颈前正常位置。妊娠 18~20 周脐血中可测到 TSH。

(二)甲状腺激素的合成和分泌

甲状腺激素的合成分以下几个步骤：①食物中的碘经肠道吸收后以无机碘的形式进入血液，通过甲状腺上皮细胞膜上碘泵浓集，进入细胞内。②无机碘被摄取到甲状腺滤泡上皮细胞内，经过甲状腺过氧化物酶的作用氧化为活性碘，再与酪氨酸结合成单碘酪氨酸(MIT)和双碘酪氨酸(DIT)。③碘酪氨酸的偶联：两分子 DIT 缩合成一分子 T_4，MIT、DIT 各一分子缩合成一分子 T_3。T_4 与 T_3 均是甲状腺激素。④甲状腺激素的分泌、酪氨酸的碘化及 T_3、T_4 的合成，均是在甲状腺球蛋白分子上进行的。

甲状腺激素分泌入血后，绝大部分和血浆蛋白质结合，仅极少部分呈游离状态。T_3 的活性比 T_4 强 3~4 倍，机体所需的 T_3 约 80％是 T_4 经周围组织 5'-脱碘酶的作用转化而来。

(三)甲状腺激素的分泌调节

甲状腺的功能受下丘脑、垂体前叶和血中 T_3、T_4 浓度的调节，三者组成一个反馈系统。下丘脑的神经分泌细胞产生促甲状腺激素释放激素(TRH)释放到垂体门脉系中,兴奋垂体前叶产生 TSH,TSH 再兴奋甲状腺分泌 T_3、T_4。血中游离 T_3、T_4 过高时,抑制 TSH 的分泌,过低时 TSH 分泌增多,从而兴奋甲状腺的分泌。

(四)甲状腺激素的生理作用

1.产热作用

刺激物质氧化促进新陈代谢。

2.蛋白质代谢

生理剂量的甲状腺激素使蛋白质和核酸合成增加,大剂量甲状腺激素则抑制蛋白质的合成。

3.糖代谢

促进小肠吸收葡萄糖和半乳糖,并使脂肪组织和肌肉组织摄取葡萄糖的速度增加,还可加强儿茶酚胺和胰岛素对糖代谢的作用。

4.脂肪代谢

脂肪代谢可以增强脂肪组织对儿茶酚胺、胰高糖素的敏感性,通过腺苷酸环化酶系统,活化细胞内的脂肪酶,促使脂肪水解。

5.水盐代谢

水盐代谢具有利尿作用,甲状腺功能减低症时细胞间液增多,并聚积大量清蛋白与黏蛋白,称为黏液性水肿。

6.生长发育

通过对蛋白质的合成作用能促进生长,与生长激素一起在促进生长方面具有协同作用。

7.促进大脑发育

胎儿脑细胞数目在妊娠末 3 月增长最快,出生后第一年仍快速增长。在脑细胞增殖、分化期,甲状腺激素必不可少。

(五)先天性甲状腺功能减低症根据发病机制分类

根据发病机制,先天性甲状腺功能减低症可分为原发性先天性甲状腺功能减低症和继发性甲状腺功能减低症两大类。

1.原发性先天性甲状腺功能减低症

原发性先天性甲状腺功能减低症多见于甲状腺发育不全或异位。甲状腺在下移过程中停留在异常甲状腺部位,形成部分或完全丧失功能的异位甲状腺。甲状腺对 TSH 无反应、周围组织对甲状腺激素无反应也可导致甲状腺甲状腺功能低下。

2.继发性甲状腺功能减低症

继发性甲状腺功能减低症源于垂体、下丘脑病变的甲状腺功能减低症。

3.其他

胎儿在胚胎期即因碘缺乏而导致先天性甲状腺功能减低症。

(六)先天性甲状腺功能减低症根据血清 TSH 浓度分类

根据血清 TSH 浓度,先天性甲状腺功能减低症可以分为两类。

1.TSH 浓度增高

(1)原发性甲状腺功能减低症:包括甲状腺缺如、甲状腺发育不良、甲状腺异位、甲状腺激素合成障碍、碘缺乏等。

(2)暂时性甲状腺功能减低症:包括母亲或新生儿等各种原因使出生后甲状腺激素分泌出现暂时性缺乏,之后甲状腺功能可自行恢复正常。

2.TSH 浓度正常或降低

(1)下丘脑或(和)垂体性甲状腺功能减低症。

(2)低甲状腺结合球蛋白。

(3)暂时性甲状腺功能减低症,可见于未成熟儿、非甲状腺疾病等情况。

二、临床表现

主要临床特征为生长发育落后、智能低下和基础代谢率降低。

(一)新生儿及婴儿甲状腺功能减低症

新生儿甲状腺功能减低症的症状和体征缺乏特异性,大多数较轻微,或者无明显症状和体征,但仔细询问病史及体检常发现可疑线索,如母怀孕时常感到胎动少、过期产、新生儿面部呈臃肿状、皮肤粗糙、生理性黄疸延迟、嗜睡、少哭、吸吮力差、体温低、便秘、前囟较大、后囟未闭、腹胀、脐疝、心率缓慢、心音低钝等。

(二)幼儿和儿童期

多数常在出生后数月或 1 岁后因发育落后就诊,此时甲状腺素缺乏严重,症状典型,主要表现为智力发育和体格发育异常。

1.特殊面容

头大,颈短,面部臃肿,眼睑水肿,眼距宽,鼻梁宽平,唇厚舌大,舌外伸,毛发稀疏,表情淡漠,反应迟钝。

2.神经系统功能障碍

智能低下,记忆力、注意力均下降。运动发育障碍,常有听力下降。

3.生长发育迟缓

身材矮小,骨龄发育落后。

4.心血管功能低下

脉搏弱,心音低钝,心脏扩大,可伴心包积液。

5.消化道功能紊乱

腹胀,便秘,大便干燥,易被误诊为先天性巨结肠。

三、实验室检查

(一)甲状腺功能检查

测定 TSH、FT_4、FT_3 能较好反映甲状腺功能。原发性甲状腺功能减低症 TSH 升高、FT_3,FT_4 浓度下降;继发于下丘脑-垂体原因的甲状腺功能减低症,FT_4,FT_3 浓度下降,TSH 正常或者下降。

(二)甲状腺核素显像

甲状腺核素显像可判断甲状腺位置,大小,发育情况及摄碘功能。甲状腺 B 超亦可了解甲状腺位置及大小。

(三)骨龄测定

患儿骨骼生长和成熟均延迟。

四、诊断和鉴别诊断

(一)诊断

1.新生儿甲状腺功能减低症筛查

目前广泛开展的新生儿疾病筛查可以在先天性甲状腺功能减低症出现症状、体征之前,即做出早期诊断。由于出生时的环境刺激会引起新生儿一过性 TSH 增高,故应避开这一生理性 TSH 高峰,标本采集须在足月新生儿出生第 3 天以后,充分哺乳进行。测定 TSH 进行新生儿疾病筛查,对继发于下丘脑-垂体原因的甲状腺功能减低症无法诊断。由于生理指标的变化和个体的差异,新生儿疾病筛查会出现假阴性。因此,对甲状腺功能减低症筛查阴性病例,如临床有甲状腺功能减低症可疑,仍应提高警惕,进一步详细检查甲状腺功能。

2.年幼儿童甲状腺功能减低症

诊断根据典型的临床症状、有甲状腺功能降低,可以确诊。

(二)鉴别诊断

1.21-三体综合征

21-三体综合征亦称先天愚型。患儿智能、骨骼和运动发育均迟缓,有特殊面容:眼距宽、外眼角上斜、鼻梁低、舌外伸,关节松弛,皮肤和毛发正常,无黏液水肿。染色体核型分析呈 21-三体型。

2.先天性软骨发育不良

先天性软骨发育不良主要表现为四肢短,尤其是上臂和股部,直立位时手指尖摸不到股骨大粗隆,头大,囟门大,额前突,鼻凹,常呈鸡胸和肋骨外翻,指短分开,腹膨隆,臀后翘,X 线检查可鉴别。

3.先天性巨结肠

患儿出生后即开始便秘,腹胀,可有脐疝,但其面容、精神反应和哭声等均正常,甲状腺功能检查均正常。

4.黏多糖病

本病是由于缺乏溶酶体酶,造成过多黏多糖积聚于组织器官从而致病。头大,鼻梁低平,丑陋面容,毛发增多,肝、脾大,X 线检查可见特征性肋骨飘带状、椎体前部呈楔状,长骨骨骺增宽,掌骨和指骨较短。

五、治疗

先天性甲状腺功能减低症的治疗原则包括:①不论病因在甲状腺本身或在下丘脑-垂体,一旦确诊立即治疗。②甲状腺发育异常者,需终身治疗。③新生儿疾病筛查:初次筛查结果显示干血滤纸片 TSH 值超过 40 mU/L,同时 B 超显示甲状腺阙如或发育不良者,或伴有甲状腺低下临床症状和体征者,可不必等甲状腺功能立即开始治疗。治疗剂量应该一次足量给予,尽早使血 FT_4、TSH 恢复到正常水平。FT_4 维持在平均值至正常上限值水平。④若疑有暂时性甲状腺功能减低症者,可在治疗 2～3 年后减药或停药 1 个月复查甲状腺功能。

左旋甲状腺素钠(L-thyroxine,L-T_4)是治疗先天性甲状腺功能减低症的最有效药物。每天 1 次口服。新生儿,最初 10～15 $\mu g/kg$,逐渐加量,常用量 20～50 $\mu g/d$。1 个月～2 岁:最初 5～10 $\mu g/kg$,逐渐加量,常用量 25～100 $\mu g/d$。2～12 岁:最初 5 $\mu g/kg$,逐渐加量,常用量 75～100 $\mu g/d$。12～18 岁:最初 50～100 $\mu g/d$,逐渐加量,常用量 100～200 $\mu g/d$。目的使 FT_4 在 2 周内恢复正常,使 TSH 在治疗 4 周内达到正常范围,以尽早纠正甲状腺功能减低症状态。定期随访需观察患者生长曲线、智商、骨龄,以及血清 FT_4、TSH 变化等。分别于 1 岁、3 岁、6 岁进行智力发育评估。

第三节　生长激素缺乏症

一、矮小定义及病因

(一)身材矮小

身材矮小是指在相似环境下,儿童身高低于同种族个体正常身高 2 个标准差以上,或者低于正常儿童生长曲线第 3 百分位。

(二)诊断步骤

1.询问病史

(1)患儿出生时胎龄、分娩方式、身长和体重、有无窒息、畸形等情况。

(2)母亲胎次、产次、妊娠史,孕期健康状况,病史,接触风疹史,饮酒、吸烟,分娩产程及经过,胎盘大小形状和组织状态,自然流产史等。

(3)家族中父母及所有成员身高情况,父母青春发育史。

(4)有无受歧视虐待或环境中存在影响患儿精神心理的不良因素。

(5)喂养和食欲情况。

(6)收集患儿以往测量的身高记录,绘制身高生长曲线。

2.体格检查

(1)身高、体重、坐高、指距、头围、皮下脂肪厚度。

(2)观察发育是否匀称,头面部、躯干、四肢有无特殊。

(3)肌肉的发育、肌张力,全身各器官,尤其是性器官及第二性征的检查。

3.实验室检查

(1)X 线检查测定骨龄和头颅正、侧位片;怀疑骨骼病变时进一步检查脊柱、胸廓、上下肢、骨密度等。

(2)女性身材矮小并且轻度畸形时查染色体核型分析。

(3)甲状腺功能、生长激素刺激试验、IGF-1。

(4)对怀疑青春发育延迟性矮小及垂体功能障碍者,行 LHRH 激发试验和 HCG 激发试验。

(三)鉴别诊断

身材矮小病因学分类:①内分泌异常表现为 GH 缺乏、Laron 型侏儒病、阿狄森病、甲状腺功能减低症、皮质醇增多症、性早熟、假性甲状旁腺功能减低。②遗传性(家族性)矮小。③体质性生长和发育延迟。④宫内生长迟缓。

⑤中枢神经系统疾病:颅面中线发育缺陷、脑积水、下丘脑或垂体肿瘤、精神心理障碍、组织细胞增多症。⑥骨病:软骨发育不全、成骨不全、脊柱畸形。⑦代谢性疾病:黏多糖病、肾小管性酸中毒、抗 D 性佝偻病、糖原累积症。⑧慢性系统性疾病:消化吸收不良、肝肾肺功能不全、先天性心脏病、慢性感染性疾病。⑨染色体异常:Turner 综合征、21-三体综合征、其他染色体异常及畸形综合征。

二、生长激素缺乏症

(一)临床表现

(1)出生体重及身长正常,身材比例匀称。

(2)面容幼稚呈娃娃脸,声音高尖、皮下脂肪丰满。

(3)身材矮小,多数落后于同龄同性别正常儿童 4 个标准差以上。

(4)出牙、换牙延迟,骨龄落后常在 3 年以上。

(5)生长速率<4 cm/年,常在 2~3 cm/年。

(6)男孩常伴青春期发育延迟或小阴茎、小睾丸。

(7)<5 岁可有低血糖表现。

(8)智力一般正常。

(二)诊断

(1)确诊:两种不同生长激素激发试验,以 GH 峰值进行判断。根据 GH 峰值进行判断,GH 峰值≥10 μg/L 为正常,GH 峰值 5~9.9 μg/L 为 GH 不完全缺乏,<5 μg/L 为完全缺乏。

(2)IGF-1、IGFBP3 水平降低。

(3)垂体 MRI 或 CT:除外垂体肿瘤或手术造成的激发 GH 缺乏。

(4)甲状腺、性腺、肾上腺激素水平:注意是否存在其他垂体激素缺乏。

(三)治疗

1.治疗剂量

治疗剂量每周(0.5~0.7)U/kg,每晚临睡前皮下注射 0.1 U/kg。最大效应应该是开始 6~12 月,长期应用,生长速度减慢。

2.并发症

局部反应、抗体产生、低甲状腺素血症、血转氨酶升高等。

第四节　先天性肾上腺皮质增生症

先天性肾上腺皮质增生症(congenital adrenal hyperplasia,CAH)是一组常染色体隐性遗传性疾病,其病因在于类固醇激素合成过程中某种酶的先天性缺陷,导致肾上腺皮质合成的皮质醇完全或部分受阻,经负反馈作用促使下丘脑-垂体分泌的促肾上腺皮质激素释放激素(corticotrophic releasing hormone, CRH)、促肾上腺皮质激素(adrenocorticotrophic hormone,ACTH)增加,导致肾上腺皮质增生。有些酶缺乏的同时可导致盐皮质激素和性激素合成障碍。女孩发病多于男孩。

一、病因与发病机制

人体肾上腺由皮质和髓质两个功能不同的内分泌器官组成,皮质分泌肾上腺皮质激素,髓质分泌儿茶酚胺激素。肾上腺皮质又可分为 3 个区带:①球状带位于肾上腺皮质最外层,主要合成和分泌盐皮质激素;②束状带位于中间层,主要合成糖皮质激素;③网状带位于肾上腺皮质最内层,主要合成肾上腺雄激素。诸类肾上腺皮质激素均为胆固醇的衍生物,其合成过程极为复杂,必须经过一系列的酶促反应加工而成。某种酶的先天性缺陷,导致肾上腺皮质合成的皮质醇完全或部分受阻,经负反馈作用促使 CRH-ACTH 增加,导致肾上腺皮质增生。有些酶的缺乏同时可导致盐皮质激素和性激素合成障碍。最多见的为 21-羟化酶基因缺陷(占 95% 以上),其次为 11β-羟化酶,而 3β-羟类固醇脱氢酶、17α-羟化酶等基因缺陷甚少见,各有不同表型。

二、临床表现与诊断

(一)临床表现

以 21-羟化酶缺陷为主,临床分为典型和非典型两类,前者又有单纯男性化型和失盐型之分。

1.男性化型

本型约占 21-OHD 总数的 25%,是由 21-OH 不完全缺乏所致。

女婴初生时阴蒂即可肥大,重者外观似第三度尿道下裂的阴茎,大阴唇融合似阴囊、小阴唇萎缩,呈女性假两性畸形,青春期乳房发育差,初潮延迟或无月经,子宫、卵巢皆不发育。男婴初生时外生殖器即较大,后阴毛早现,体毛多,肌肉发达,呈假性早熟。无论男女,生长皆加速,骨龄提前,终身高矮小。

2.失盐型

本型约占 21-OHD 总数的 75%,是由 21-OH 完全缺乏所致。

临床上除出现单纯男性化型的一系列临床表现外,还可因醛固酮严重缺乏导致失盐的症状出现。往往在出生后 1~4 周出现失盐症状,又由于同时伴有皮质醇合成障碍,出现不同程度的肾上腺皮质功能不足表现,如吐泻、脱水和严重的代谢性酸中毒、难以纠正的低血钠和高血钾,如不及时诊治则导致血容量降低、血压下降、休克、循环功能衰竭。患儿常因诊断延误,治疗不及时而死亡。

3.非典型型

非典型型也称迟发型或轻型,是 21-OH 轻微缺乏所引致的一种类型。

症状轻微,临床表现各异。发病年龄不一,多在肾上腺功能初现年龄阶段出现症状。男孩为阴毛早现、性早熟、生长加速、骨龄超前;女孩表现为初潮延迟、原发性闭经、多毛症、不孕症。

(二)辅助检查

1.实验室检查

(1)尿 17-羟皮质类固醇(17-OHCS)偏低、17-酮类固醇(17-KS)明显升高(正常值 3 岁前男孩、女孩皆<2 mg/24 h)。

(2)血 17-羟孕酮(17-OHP)、睾酮、脱氢异雄酮(DEA)、雄烯二酮水平皆上升,ACTH 升高。

(3)失盐型血浆醛固酮早期可升高以代偿失盐倾向,严重失代偿后其水平下降;单纯男性化型者大多正常或轻度增高,但所有患儿其血浆肾素、血管紧张素均有不同程度的增高。

(4)ACTH 刺激试验:以 ACTH 0.25 mg 静脉注射,其前及注射后 60 分钟采血,测 17-OHP 反应值,正常值约 8.4 nmol/L,杂合子在 28~42 nmol/L,纯合子在 700 nmol/L,非典型在 140~280 nmol/L。

(5)失盐型者血钠下降、血钾及肾素水平上升。

(6)基因诊断是遗传病诊断最可靠的方法,可对 21-羟化酶缺乏症的致病基因或者其他相应的致病基因进行 DNA 序列分析。

2.影像学检查

(1)X 线:骨龄提前,肾静脉肾盂造影可示肾上腺病变。

(2)肾上腺 B 超或 CT:示增生肥大或肿瘤。

三、治疗原则与策略

(一)治疗原则

(1)一经确诊应立即给予治疗。

(2)首选氢化可的松或醋酸可的松,有失盐和电解质紊乱者需补充盐皮质激素。

(3)药物剂量因人而异。

(4)应激情况应加大肾上腺皮质激素药物的剂量。

(5)女性患者及失盐型患者应终身治疗,单纯男性化型的男性患者在进入青春期和成年期后可酌情停药。女孩在 4 岁前行外阴畸形矫治,切除肥大的阴蒂,以后再行尿生殖窦阴道成形术。肾上腺皮质肿瘤者应手术切除。

(二)治疗策略

补充由于酶缺陷导致的皮质激素合成不足,抑制男性化,促进正常生长发育。失盐、脱水、应激状态及手术治疗前后补液,纠正水、电解质紊乱,加大皮质激素剂量。对有家族史的高危孕妇,为了预防胎儿生殖器畸形,进行产前治疗,妊娠后应即刻开始服 DX 0.5 mg,每天 3 次(每天不应 >20 $\mu g/kg$ 孕妇体重)。早期鉴别胎儿性别,如为女胎孕妇应服 DX 至分娩,确诊为男性胎儿则可停服。

激素是否用量适当应参考下列监控指标:①尿 17-KS 青春期前小儿应在 24 小时 4 mg 以下;青春期女孩可在 24 小时 5～15 mg,男孩在 24 小时 7～17 mg。②血睾酮及其他雄激素水平正常。③生长速率过快、雄性化发育过早皆示药量不足,剂量过大又抑制生长。④骨龄无继续提前。⑤血 17-OHP 应在 2.8～5.6 nmol/L。⑥血浆肾素活性如果增高,提示盐皮质激素不足(可使 ACTH 分泌增多),可加用 9α-氟氢可的松,使更易控制 ACTH 和过多雄激素分泌。剂量为 50～100 $\mu g/d$,分次服。如有高血压、低血钾,应慎用。非典型迟发型患者可服地塞米松 0.25～0.5 mg,每天或隔日 1 次。

第五节　肾上腺危象

肾上腺危象是儿科常见急症之一,由各种原因导致肾上腺皮质激素分泌不足或缺如而引起的一系列临床症状,病情凶险,进展急剧,如不及时救治可致患儿死亡。

一、原因

(一)严重感染

脑膜炎奈瑟菌、金黄色葡萄球菌、肺炎链球菌、溶血性链球菌及革兰阴性杆菌引起败血症可引起急性肾上腺皮质功能不全。近年发现流行性感冒、流行性出血热也可引起本症。20世纪初,Waterhouse-Frederichse首先描述了重症感染、双侧肾上腺皮质出血、坏死所致的肾上腺危象,称之为华-弗综合征。感染的病原体和毒素使肾上腺和血管内皮细胞直接受损导致继发性血管内凝血,使肾上腺素发生出血性损害。

(二)急性肾上腺出血

新生儿难产或窒息后复苏不当损伤肾上腺、缺氧损伤均可使双侧肾上腺出血;出血性疾病如白血病、血小板减少性紫癜、心血管手术及器官移植手术中抗凝药物使用过多均可导致肾上腺出血而诱发危象。

(三)药物使用过程中诱发肾上腺危象

长期应用肾上腺皮质激素或肾上腺皮质激素治疗的患儿,由于垂体-肾上腺皮质功能受到外源性激素的反馈抑制,在突然中断用药或撤药过快、遇到严重应激情况未及时增加皮质激素,使处于抑制状态的肾上腺皮质一时不能分泌足够的肾上腺素而引起危象发作。此外,垂体前叶功能减退患者使用甲状腺制剂剂量过大,使机体新陈代谢旺盛,对皮质激素需要量骤然增加,也可诱发危象。

(四)慢性肾上腺皮质功能减退

先天性肾上腺皮质增生症患儿由于类固醇合成酶的缺乏不能合成适量的皮质醇,合成酶完全或部分缺乏在应激状态时可出现肾上腺危象。Addison病患者,由丘脑-垂体病变所致之ACTH分泌不足而致肾上腺萎缩,遇到感染、外伤、手术等情况也可出现危象,但在小儿较少见。

肾上腺素分泌不足包括糖皮质激素和盐皮质激素分泌不足,可短时间内发生代谢紊乱和脏器功能衰竭。表现为低血糖,血压下降,心排血量降低,肾血流量减少,肾小球滤过率减少,自由水排除障碍,远端肾小管对钠重吸收及排钾、氢、氨等离子功能下降,使体内水和氯随钠排出,细胞外液减少,血容量减少,患儿出现脱水、高钾和低钠血症,盐皮质激素分泌不足更加剧了钠、氯、水的丧失,也导致低血压。上述因素尚可引起肾前性氮质血症,诱发肾功能不全。

二、临床表现

肾上腺危象因病因不同可有各自的临床特点,但有其共同的临床表现,累及多个系统。全身症状为精神萎靡、乏力。大多有高热,体温达 40 ℃以上,亦有体温正常或低于正常者。可出现中至重度脱水,口唇及皮肤干燥、弹性差。原有肾上腺皮质功能减退的患儿,危象发生时皮肤黏膜色素沉着加深。症状大多为非特异性,起病数小时或 1 天后病情急剧恶化。各系统主要表现如下。

(一)循环系统

由于水、钠大量丢失,血容量减少,表现为脉搏细弱、皮肤湿冷,出现花纹,四肢末梢冷而发绀,心率增快、心律不齐、血压下降,体位性低血压、虚脱,重症者血压测不出,呈现明显的休克及周围循环衰竭。

(二)消化系统

糖皮质激素缺乏致胃液分泌减少,胃酸和胃蛋白酶含量降低,肠吸收不良以及水、电解质失衡,表现为厌食、腹胀、恶心、呕吐、腹泻、腹痛等。肾上腺动、静脉血栓引起者,脐旁肋下 2 指处可突然出现绞痛。

(三)神经系统

精神萎靡、烦躁不安或嗜睡、谵妄或神志模糊,重症者可昏迷。低血糖者表现为无力、出汗、视物不清、复视或出现低血糖昏迷。

(四)泌尿系统

由于血压下降,肾血流量减少,肾功能减退,可出现尿少、氮质血症,严重者可表现为肾衰竭。

(五)原发病的表现

此外,小儿常见的流行性脑膜炎伴华-弗综合征,往往急性起病,出现寒战、高热、烦躁,因剧烈头痛而躁动不安,呼吸急促,面色苍白,口唇及甲床发绀,血压下降,皮肤黏膜广泛出血,出现瘀点和瘀斑,常并发弥散性血管内凝血,重者出现痉挛及神志不清。

三、实验室检查

(一)血常规及生化检查

伴有严重感染的患者白细胞总数和中性粒细胞明显升高。一般患者周围血细胞中嗜酸粒细胞明显增高,血小板计数减少。部分患者可出现凝血时间延长、凝血酶原时间延长、呈现低血钠血症和高钾血症,但血钾也可正常甚至降低,空腹血糖、血尿素氮、二氧化碳结合力均降低。血浆皮质醇降低。临床上怀疑急性肾上腺皮质功能减退时,应立即抢救,不要等待实验室检查结果。

(二)心电图检查

呈现心率增快、心律失常、低电压、Q-T 间期延长。

(三)影像学检查

在伴有感染时拍摄胸片可显示相应的肺部感染或心脏改变。结核病患者腹部平片可显示肾上腺钙化影。出血、转移性病变患者腹部 CT 显示肾上腺增大或占位表现。

四、诊断或鉴别诊断

在原有慢性肾上腺皮质功能减退症基础上发生的危象诊断较容易,若既往无慢性肾上腺疾病;所患疾病并不严重而出现明显的循环衰竭以及不明原因的低血糖;难于解释的恶心、呕吐;体检发现皮肤、黏膜有色素沉着,体毛稀少、生殖器官发育差;既往体质较差以及休克者经补充血容量和纠正酸碱平衡等常规抗休克治疗无效者。对于这些患者应补充葡萄糖盐水和糖皮质激素,待病情好转后再做 ACTH 兴奋试验等明确诊断。

本症应与感染性休克等内科急症进行鉴别,感染性休克常以严重感染为诱因,在毒血症或败血症的基础上伴有 DIC。有时两者在临床上难于区分,但治疗原则相似。鉴别困难时可不予严格区分,诊断和治疗同时进行,以期稳定病情,挽救生命。

五、治疗

本症病情危急,应积极抢救。治疗原则为补充肾上腺皮质激素,纠正电解质紊乱和酸碱平衡,并给予抗休克、抗感染等对症支持治疗。此外,尚需治疗原发疾病。

(一)补充肾上腺皮质激素

立即使用氢化可的松或琥珀酰氢化可的松 2 mg/kg,缓慢静脉滴注,以后每 6 小时重复一次。第 1 天氢化可的松总量约 10 mg/kg,然后按 5 mg/(kg·d)分次静脉滴注,连用 2～3 天。待患者呕吐症状消失,全身情况好转后可改为口服。当口服剂量减至 1 mg/kg 以下时,应加用 9α-氟氢可的松,每天上午 8 时口服 0.05～0.2 mg,使用过程中需仔细观察水、钠潴留情况,及时调整剂量。

(二)纠正水、电解质紊乱

补液量及性质视患者脱水、缺钠程度而定,如有恶心、呕吐、腹泻、大汗而脱水,缺钠较明显者,补液量及补钠量宜充分。相反,由于感染、外伤等急骤发病者,缺钠、脱水不至过多,宜少补盐水为妥。一般采用 5% 葡萄糖生理盐水,可同时纠正低血糖并补充水和钠。应视血、尿量、心率等调整用量。还需注意钾和酸碱平衡。血钾在治疗后可急骤下降。

(三)对症治疗

降温、给氧,有低血糖时可静注高渗葡萄糖。补充皮质激素、补液后仍休克者应予以血管活性药物。有血容量不足者,可酌情输全血、血浆或清蛋白,因患者常合并感染,须用有效抗生素控制。

(四)治疗原发病

在救治肾上腺危象的同时要及时治疗原发疾病。对长期应用皮质激素的患者需考虑原发疾病的治疗,如有肾功能不全者应选用适当的抗生素并调整剂量。因脑膜炎奈瑟菌败血症引起者,除抗感染外,还应针对 DIC 给予相应治疗。

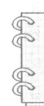

参考文献

[1] 孙荣荣.临床儿科诊疗进展[M].中国海洋大学出版社,2019.

[2] 郝德华.儿科常见病诊疗[M].长春:吉林科学技术出版社,2019.

[3] 王丽杰.儿科急危重症救治手册[M].郑州:河南科学技术出版社,2019.

[4] 侯瑞英.临床儿科疾病诊疗与相关病理检查[M].长春:吉林科学技术出版社,2019.

[5] 闫军.实用儿科常见疾病诊疗实践[M].长春:吉林科学技术出版社,2019.

[6] 黄春华.实用临床儿科疾病诊治精要[M].长春:吉林科学技术出版社,2019.

[7] 吴捷.实用基层儿科手册[M].北京:科学出版社,2020.

[8] 刘凤爱.实用临床儿科疾病理论与实践[M].北京:科学技术文献出版社,2018.

[9] 李积涛,周克林.临床儿科常见病诊断治疗[M].北京:科学技术文献出版社,2018.

[10] 王禹.现代儿科疾病诊疗与临床实践[M].北京:科学技术文献出版社,2018.

[11] 刘峰.现代儿科疾病诊疗学[M].长春:吉林科学技术出版社,2019.

[12] 殷丽红.实用临床儿科治疗学[M].长春:吉林科学技术出版社,2019.

[13] 万忆春.实用儿科疾病诊疗精要[M].长春:吉林科学技术出版社,2019.

[14] 陈映霞.妇产科与儿科规范诊疗[M].吉林科学技术出版社,2019.

[15] 孙瑞君,鲍春,汪世平.儿科疾病诊疗新技术与临床实践[M].北京:科学技术文献出版社,2019.

[16] 傅宏娜.儿科医师健康公开课[M].南京:江苏凤凰科学技术出版社,2018.

[17] 梁霞,邢娜,陈洋.儿科疾病诊疗与临床实践[M].哈尔滨:黑龙江科学技术出版社,2018.

[18] 陈慧.现代儿科疾病预防与诊治[M].北京:科学技术文献出版社,2018.

［19］杨柳.实用儿科规范化治疗［M］.北京:科学技术文献出版社,2018.

［20］曹娜.儿科常见疾病诊断与治疗［M］.北京:科学技术文献出版社,2018.

［21］李云.儿科名医儿童哮喘大讲堂［M］.长沙:湖南科学技术出版社,2018.

［22］蒋艳.现代临床妇产与儿科疾病诊疗［M］.青岛:中国海洋大学出版社,2019.

［23］谭国军.儿科常见疾病临床诊治要点［M］.长春:吉林科学技术出版社,2019.

［24］杨红新,邓亚宁.儿科常见病临证经验［M］.郑州:河南科学技术出版社,
　　　2019.

［25］王燕.临床用药与儿科疾病诊疗［M］.长春:吉林科学技术出版社,2020.

［26］黄国英,黄陶承,王艺.社区儿科常见疾病诊治指南［M］.上海:复旦大学出
　　　版社,2019.

［27］魏克伦,李玖军.儿科实用药物速查手册［M］.北京:科学出版社,2020.

［28］刘清贞,崔文成.刘清贞儿科学术经验传承辑要［M］.济南:山东科学技术出
　　　版社,2018.

［29］王付.王付儿科选方用药技巧［M］.郑州:河南科学技术出版社,2018.

［30］蔡婷.儿科常见病解惑［M］.上海:上海科技教育出版社,2018.

［31］董善武.现代儿科诊疗实践［M］.北京:科学技术文献出版社,2018.

［32］季坚卫.当代儿科诊疗研究［M］.南昌:江西科学技术出版社,2018.

［33］张姣姣.儿科呼吸疾病诊断与治疗［M］.汕头:汕头大学出版社,2018.

［34］安文辉.小儿内科疾病临床诊疗思维［M］.长春:吉林科学技术出版社,2019.

［35］庄绪伟.儿童保健与疾病诊治［M］.长春:吉林科学技术出版社,2019.

［36］吕清.儿科消化系统疾病的用药特点［J］.中国医药指南,2019,17(26):147-
　　　148.

［37］孙丽.小儿内科急性腹痛的特点及治疗预后分析［J］.中国实用医药,2020,
　　　15(15):59-61.

［38］李东秀.小儿呼吸系统疾病的诊治现状［J］.世界复合医学,2020,6(9):196-
　　　198.

［39］范晓鸽.MRU 在小儿泌尿系统疾病检查中的应用观察［J］.深圳中西医结合
　　　杂志,2020,30(8):72-73.

［40］张宁.研究小儿内科急性腹痛的临床特点与治疗［J］.大健康,2020(27):
　　　0146.